ÉTUDE

SUR

LES EAUX DE CHATEL-GUYON

LEUR EMPLOI EN DEHORS DE LA SOURCE

PAR

Le Dr E. De LAVARENNE

Secrétaire de la Société d'hydrologie médicale de Paris,
Membre de la Société météorologique de France,
Membre correspondant de la Société de médecine de Rouen,
Officier d'Académie,
Médecin aux Eaux de Luchon.

PARIS

IMPRIMERIE ET LIBRAIRIE CENTRALES DES CHEMINS DE FER

IMPRIMERIE CHAIX

SOCIÉTÉ ANONYME AU CAPITAL DE SIX MILLIONS

Rue Bergère, 20

ÉTUDE

SUR

LES EAUX DE CHATEL-GUYON

LEUR EMPLOI EN DEHORS DE LA SOURCE

ÉTUDE

SUR

LES EAUX DE CHATEL-GUYON

LEUR EMPLOI EN DEHORS DE LA SOURCE

PAR

Le Dr E. De LAVARENNE

Secrétaire de la Société d'hydrologie médicale de Paris,
Membre de la Société météorologique de France,
Membre correspondant de la Société de médecine de Rouen,
Officier d'Académie
Médecin aux Eaux de Luchon.

PARIS

IMPRIMERIE ET LIBRAIRIE CENTRALES DES CHEMINS DE FER

IMPRIMERIE CHAIX

SOCIÉTÉ ANONYME AU CAPITAL DE SIX MILLIONS

Rue Bergère, 20

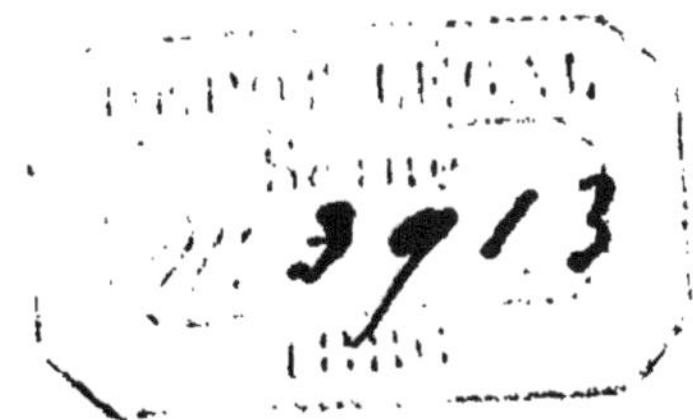

AVANT-PROPOS

L'hydrologie qui pendant de longues années fut tributaire de l'empirisme, tend chaque jour à s'en affranchir davantage ; de nombreux travaux appuyés sur la méthode expérimentale viennent sans cesse élargir ses bases, et nous la voyons peu à peu s'élever au rang qu'elle doit occuper parmi les sciences.

Cependant, bien des esprits se montrent encore sceptiques à l'égard de l'hydrologie médicale et de la thérapeutique par les eaux minérales ; mais, comme, sous ce scepticisme se cache souvent l'ignorance, il est bien inutile de lutter contre lui : les faits étant là pour prouver clairement que l'eau minérale est un véritable médicament d'une valeur aussi réelle qu'incontestable.

Il ne peut y avoir aucun doute sur ce point,

lorsqu'on assiste journellement à l'action curative d'une eau minérale employée, non pas à la source, mais dans un lieu éloigné, non pas de suite, à la sortie du griffon, mais après un délai de six mois, un an, non plus dans des conditions hygiéniques spéciales, mais dans celles de la vie ordinaire. Toutes les eaux, il est vrai, ne possèdent pas au même degré ce pouvoir d'action, et tandis que les unes tiennent de leur composition chimique et de leurs caractères physiques une grande fixité, les autres sont beaucoup moins stables ; il en résulte que celles-ci ne peuvent guère être utilisées en dehors de la source, tandis que les premières sont encore appelées à rendre de grands services en quelque lieu que ce soit.

La connaissance approfondie de ces eaux assez stables pour conserver leurs propriétés cardinales après un transport plus ou moins lointain, après un laps de temps plus ou moins prolongé, est de première nécessité pour le médecin, et nous plaçant à ce point de vue, nous croyons faire acte utile en publiant cette étude concernant les sources de Châtel-Guyon et en particulier la source Gubler.

La valeur thérapeutique d'un semblable travail repose sur les garanties scientifiques dont il est entouré. Il ne suffit pas, en effet, de prendre une eau minérale à sa source, d'en exposer les effets physiologiques et thérapeutiques, de présenter les états pathologiques dans lesquels elle peut intervenir, puis, après avoir constaté son degré de conservation, d'en conclure qu'à domicile elle peut avoir une action curative analogue; il faut agir avec plus de rigueur et s'appuyer seulement sur les données de l'expérimentation.

C'est ainsi que nous avons recherché le pouvoir de conservation de l'eau de Châtel-Guyon d'après les conditions de transport, d'emmagasinage dans lesquelles elle peut se trouver placée, puis avec cette eau reconnue efficace, ayant conservé une valeur médicamenteuse indéniable, des médecins de France et de l'Étranger ont expérimenté sur de nombreux malades. Et bien que depuis longtemps déjà l'eau de la source Gubler soit transportée et employée à domicile; bien que des faits intéressants aient attiré plusieurs fois notre attention, nous avons attendu pour publier cette étude que nous puissions l'étayer sur des observations médicales aussi nombreuses que variées, qui, nous osons l'espérer, la mettront à l'abri de toute critique.

EXPOSÉ

Cette étude comprendra deux chapitres distincts :

Dans l'un nous traitons des eaux de Châtel-Guyon à un point de vue général,

Dans l'autre nous les envisageons au point de vue particulier de leur emploi à domicile.

Nous aurons donc à passer en revue :

Châtel-Guyon, — l'origine des sources, — leurs propriétés physiques et chimiques, — leur mode d'emploi, — leurs applications thérapeutiques.

Puis nous examinerons la source Gubler spécialement parmi les autres sources — les avantages qu'elle présente pour l'exportation — ses propriétés thérapeutiques, avec observations cliniques à l'appui.

Enfin, il nous restera en nous appuyant sur les résultats obtenus, à comparer cette source aux sources similaires d'Allemagne telles que Karlsbad, Kissingen, etc., etc.

CHATEL-GUYON

---

*

Chemins de fer de Paris-Lyon-Méditerranée. — Ligne de Paris à Clermont. — Station du chemin de fer à Riom. — Service de voiture de Riom à Châtel-Guyon. — Trajet de Paris à Riom en huit heures. — De Riom à Châtel-Guyon en trente minutes.

CHATEL-GUYON *(de Castrum Gudonis). — Forteresse élevée à la fin du XIIᵉ siècle sur la colline, — aujourd'hui le Calvaire, — par Guy II, comte d'Auvergne.*

Situation, climat. — La station de Châtel-Guyon se trouve à l'ouest de la ville de Riom, dont elle est distante de 5 kilomètres, dans la vallée du Sardon, à l'extrémité occidentale de la Limagne, aux pieds des premiers contreforts des monts d'Auvergne. Sa situation à 380 mètres au-dessus du niveau de la mer, par 45° 54′ de latitude Nord et 0° 46′ de longitude Est, en fait une station d'altitude moyenne, où les modifications de l'air sont suffisantes pour activer l'hématose et par suite toutes les fonctions organiques, mais ne produisent pas encore l'excitation qu'on observe dans les montagnes. Elle est donc abordable à tous les tempéraments, même aux tempéraments les plus nerveux, et cela d'autant mieux, que contrairement à ce qui s'observe dans bien des vallées élevées, la pression baromé-trique y varie peu (712 en moyenne), les orages y sont rares pendant la saison d'été. La pluie qui tombe peu souvent (trois à quatre jours pendant juillet, six à huit pendant août), ne laisse après elle aucune humidité de l'air, grâce à la nature du sol et du sous-sol, grâce à l'écoulement facile des eaux et à l'échauffement rapide de l'atmosphère. Le climat de Châtel-Guyon est donc particulièrement salubre, doux, régulier, tonique sans excitation.

D'après les observations du docteur Voury, juin serait un mois généralement tempéré, avec des matinées et des soi-rées fraîches, égalité des jours beaux et pluvieux. — Juillet très beau, régulier, avec une température un peu élevée. — Août, moins chaud, quelques jours de pluie, en somme peu variable. — Septembre, première quinzaine belle comme août, seconde quinzaine avec soirées et matinées fraîches, des jours pluvieux, mais d'une moyenne inférieure à celle des beaux jours.

Il en ressort que si la saison la plus favorable pour suivre un traitement à Châtel-Guyon s'étend du 15 juin au 15 sep-tembre, les malades peuvent s'y rendre dès le 15 mai et rester jusqu'aux premiers jours d'octobre, habituellement fort beaux dans cette région.

Sources. — En considérant la distribution des eaux mi-nérales à la surface de la France, on voit qu'elles se rangent en trois groupes : l'un à l'Est des Vosges descendant jus-qu'aux Alpes, l'autre au Sud-Ouest des Pyrénées ; l'autre au Centre du Plateau central; c'est à ce dernier groupe qu'appartiennent les sources de Châtel-Guyon.

Ce sont des eaux alcalines d'origine profonde, ainsi que le prouvent leur thermalité, la présence de l'acide carbonique libre ou combiné, celle des chlorures alcalins, leur légère odeur bitumineuse et jusqu'à leur émergence d'une roche silicatée. La cause première de ces sources est dans une rupture du terrain primitif, et elles émergent en un point de jonction de ce terrain avec le terrain tertiaire, « semblant se rattacher à une émission de porphyre quartzifère ». (Lecoq.) Elles ne « sont donc que la suite et comme l'écho lointain des irruptions du plateau central. »

Il est vraisemblable que les Romains aient connu ces sources et les aient utilisées, car des fouilles pratiquées vers 1858, amenèrent la découverte de constructions de l'époque, de débris de piscines, etc., etc. Mais, la première mention historique remonte à Duclos, membre de l'Académie des sciences en 1670. Puis elles furent signalées par J.-B. Chomel, J.-G. Guettard devant l'Académie des sciences, J.-F. Chomel dans son *Traité des Eaux minérales*. Néanmoins, elles ne sont pas mentionnées dans le tome I du *Traité analytique des Eaux minérales* 1712, par Raulin. Mais cette lacune ne pouvait passer inaperçue dans un travail statistique, et dans le tome II elles font l'objet d'une étude spéciale basée sur les documents fournis par Dufour et l'analyse de Cadet. Dès lors, Châtel-Guyon a pris rang dans la science hydrologique.

En 1605, on ne connaissait qu'une seule source, en 1774 il en existait cinq dont quatre découvertes depuis peu de temps, « placées à peu de distance de la première », « Les eaux de ces cinq sources contiennent à peu près les mêmes principes minéraux. Elles sont claires et limpides. Leur chaleur est presque la même, à l'exception de celle de l'ancienne source qui était au **24ᵉ** degré du thermomètre de Réaumur et qui n'est aujourd'hui qu'au **20ᵉ**. » — « La chaleur de ces autres sources est constamment du **23ᵉ** au **24ᵉ** degré du même thermomètre. » *(Exposé succinct*, etc., A. Raulin, 1775). Ces sources nouvelles avaient, selon lui, des propriétés moindres que l'ancienne, qui purgeait plus efficacement, « mais comme la nouveauté ajoute ordinairement au prix des choses, le peuple se rend en foule à la source d'Asan par préférence à l'ancienne. » *(Traité analytique*... Raulin, 1774.)

Raulin proclamait en même temps les vertus de ces sources « thermales, gazeuses, acidules et purgatives », et du reste son travail servit de base aux études de Carrère, Buchoz. Alibert, Patissier, Merat et Delens. En **1840**, Barse fit une nouvelle analyse; il y avait alors, d'après Nivet, dix sources. En **1850**, des fouilles furent pratiquées, qui amenèrent encore la découverte de nouvelles sources si bien qu'en **1863**, au moment où Lefort présentait son étude sur Châtel-Guyon, il en existait treize. Enfin, en **1878**, la Compagnie actuelle d'exploitation entreprit de nouveaux travaux de captage, qui augmentèrent et régularisèrent le débit des anciennes sources et en mirent au jour de nouvelles qui en ont élevé le nombre à quinze.

Pendant cette période de **1840** à **1886**, Châtel-Guyon a été l'objet de nombreuses études scientifiques et cliniques de la part de Nivet, Gonod, Rotureau, Durand-Fardel, Lecoq, Lefort, Huguet, Baraduc, Truchot, Boucomont, Wilm, Aguilhon, Laborde, Carnot, Magnier de la Source, Voury, etc., pour ne citer que les plus importantes dont le nombre et la valeur font juger du rang occupé par les Eaux de Châtel-Guyon dans la thérapeutique par les Eaux minérales.

Propriétés physiques et chimiques. — Les sources émergent sur les bords du Sardon, rive droite et rive gauche, et jusque dans le lit même du torrent, comme la source du Sardon, leur eau bouillonne à la sortie du sol, étant traversée par une grande quantité de bulles d'acide carbonique. Elle est incolore et inodore, sa saveur légèrement acidule et styptique est surtout salée, elle a parfois une légère odeur bitumineuse. Si on la laisse au contact de l'air, le dégagement de l'acide carbonique libre et combiné fait qu'elle subit un certain degré d'altération laissant précipiter une partie des principes ferrugineux calcaires, magnésiens. Elle rougit le papier bleu de tournesol.

La densité est de 1,003 à 1,004 suivant les sources. ·

La température varie aussi de 24° à 37°, ainsi la source Deval à 32°1 (Huguet), celle du Sopinet 25°5, celle du Gargouilloux 32°5, du Gouffre 31°, du Sardon 35°, Duclos 37°, Gubler 32°, pour ne citer que les principales.

Les unes ont un faible débit, d'autres un débit considérable comme Duclos 360, Gubler 120, Deval 110; toutes réunies, elles donnent un total de 681 litres et demi à la minute, soit environ 1,000,000 de litres dans les 24 heures.

En 1774, Cadet résumait ainsi l'analyse de 14 livres d'eau de Châtel-Guyon : résidu salin 1 once, 3 gros 42 grains. Cette eau contenait : 8 à 10 grains de terre martiale, 5 gros et demi de sel marin à base alcaline, 1 gros d'un sel de la nature du sel d'Epsom à base terreuse, près de 4 gros de terre, partie magnésie et partie calcaire, tenue en dissolution par le principe éthéré de ces eaux.

Nous voyons là sous les désignations de l'époque les substances qui ont été toujours reconnues par les nombreux

1.

c himistes qui ont fait l'analyse des Eaux de Châtel-Guyon, depuis Deval jusqu'à Carnot et Wilm, et qui sont : l'acide carbonique libre, les bicarbonates de chaux, de magnésie, de soude, de fer, le sulfate de soude, les chlorures de magnésium, de potassium, de sodium, de lithium, la silice. Les bicarbonates et les chlorures dominent, les sels magnésiens y sont en quantité notable et leur donnent en quelque sorte un caractère spécial, aussi les chimistes ont-ils toujours été embarrassés pour les classer, depuis acidules thermales de Raulin, thermales ferrugineuses, chlorurées sodiques(Durand-Fardel), bicarbonatées mixtes (Lefort), carbonatées calciques et salines magnésiennes (Wilm).

En présence de ces opinions diverses, nous serions tenté de dire avec Raulin : « On n'en connaît pas de pareilles en France, et peut-être sont-elles uniques par leurs qualités réunies », et nous considérons que la meilleure désignation est celle qui comprendra l'ensemble de leurs propriétés, ainsi celle de Wilm : bicarbonatées calciques, salines magnésiennes.

Établissement thermal. — Les richesses hydro-minérales que nous venons d'étudier sont utilisées dans un Établissement thermal fort complètement aménagé, sous forme de bains, douches, irrigations, boisson.

Ce n'est qu'en 1817 que la commune fit construire à Châtel-Guyon le premier établissement thermal ; jusqu'alors on se contentait de boire à la source d'Asan (plus tard source Gargouilloux).

Cependant, dès 1774, Raulin avait signalé cette lacune : » Les bains et les douches, dont on ne fait pas usage à

Châtel-Guyon parce qu'on n'y a pas pratiqué de commodités nécessaires pour l'application de ces remèdes, seraient d'un grand secours dans plusieurs maladies : peut-être même ces eaux seraient-elles préférables en bien des occasions, par rapport à l'esprit éthéré volatil minéral dont elles sont imbues, aux bains et aux douches de Vichy, de Bourbonne, et d'autres de la même qualité de ces dernières. » Il est vrai de dire, d'après Legrand d'Aussy (1787), que les paysans des environs avaient reconnu les bienfaits de l'usage de ces eaux en bains, puisque, auprès du griffon de la Vernière, « les paysans du lieu s'étaient pratiqué dans la roche même une baignoire. »

Ce premier Établissement ne comprenait qu'une piscine à douze personnes et deux baignoires. Tout primitif qu'il fût il assurait néanmoins l'usage externe des eaux, qui, joint à l'usage interne, permit aux docteurs Deval, puis Aguilhon, de démontrer la valeur thérapeutique de Châtel-Guyon. La réputation de cette station gagna peu à peu les limites de la région, puis s'étendit, et bientôt cette première installation devint insuffisante.

Cependant, ce n'est qu'en 1850 que de nouveaux travaux furent entrepris par MM. Brosson, qui, à la suite de captages et découvertes de nouvelles sources, firent édifier un Établissement où les sexes purent être séparés et comprenant deux piscines à 30 personnes et 16 baignoires à 500 litres chaque.

En 1840, un petit établissement avait été construit près de la source de la Vernière.

Enfin, en 1878, la Compagnie actuelle prit possession des deux Établissements et entreprit de nouvelles améliorations qui font aujourd'hui de Châtel-Guyon une station balnéaire satisfaisant aux plus récents progrès de la science hydrologique.

D'une façon essentielle, cet Établissement comprend :

22 cabinets de bains avec baignoires de 500 litres, des bains de pieds, des cabinets de bains avec petites douches.

Deux piscines de 15 personnes chaque.

Une salle spéciale avec siphon pour le lavage de l'estomac.

Une buvette installée dans un kiosque près de l'établissement et construite sur le griffon même de la source Deval.

En dehors de l'établissement une construction spéciale, affectée au service hydrothérapique : étuve, douche froide, douche écossaise.

Toutes ces améliorations ont amené un développement considérable de la station. Un très beau parc, avec installation de gymnastique, entourant l'Établissement, un Casino bâti en terrasse sur la colline, avec salle de fêtes, de concert, bal, etc., etc., sont l'œuvre de la Compagnie, à laquelle les habitants de la région sont venus se joindre en faisant construire villas, hôtels confortables, etc., qui font aujourd'hui de Châtel-Guyon une station complète sous tous les rapports (1).

Effets physiologiques. — Nous ne ferons que jeter ici un coup d'œil d'ensemble sur les effets physiologiques des eaux de Châtel-Guyon, devant les analyser tout spécialement dans un chapitre suivant.

Les eaux de Châtel-Guyon sont des eaux fortement minéralisées, renfermant des substances actives à doses éle-

---

(1) En raison du développement de la station, la Compagnie fermière fait construire près des sources nouvellement découvertes un établissement qui augmentera encore les ressources actuelles.

vées, puisque, y compris l'acide carbonique libre, leurs poids atteint 8ᵍ666ᵍ (source Gubler); elles constituent donc un véritable médicament. Mais leurs propriétés physiques permettent en outre de les mettre en œuvre sous différentes formes : usage interne et usage externe.

D'une façon générale, ces eaux prises en boisson produisent une excitation sur tout le tube digestif et ses annexes, se faisant sentir sur toutes leurs parties constituantes, vaisseaux, tuniques musculeuse et muqueuse : il en résulte une augmentation dans la production du suc gastrique, du suc intestinal, de la bile, de l'urine, coïncidant avec une force plus grande des contractions de l'estomac, de l'intestin, des canaux biliaires, etc., etc.

Mais, il existe des degrés dans la production de ces phénomènes, suivant que les eaux sont absorbées à doses fortes ou modérées.

A doses modérées, le résultat se traduit par une régularisation des fonctions digestives, et une poussée donnée aux phénomènes d'assimilation et de désassimilation : l'appétit augmente, les digestions gastriques et intestinales sont faciles et régulières, la circulation abdominale est régularisée, l'urine augmente en même temps que l'urée qu'elle contient, et en somme il y a une sorte de coup de fouet donné à la nutrition.

A doses plus fortes, l'excitation des muqueuses gastrique et intestinale s'accentue, le fonctionnement du foie et des reins est plus actif, des effets laxatifs et même purgatifs surviennent. Dans ces conditions, on conçoit aisément qu'il se produit une forte dérivation par la circulation abdominale qui est singulièrement activée, puis régularisée ; et cette action sur la circulation abdominale est telle que chez les femmes on voit les règles avancer et devenir plus abondantes.

Dans la production de ces phénomènes, le chlorure de magnésium entrerait pour une large part, ainsi qu'il en résulte de travaux récents.

Pour l'usage externe, les eaux de Châtel-Guyon sont employées en bains, douches, etc.

Un caractère important du traitement externe à Châtel-Guyon consiste dans la possibilité de prendre trois sortes de bains, et cela dans les conditions suivantes : Si on prend l'eau à la source même, elle est alors surchargée de Co^2 dont elle laisse dégager un nombre considérable de bulles; la laisse-t-on quelque temps au contact de l'air, la plus grande partie du Co^2 libre se dégage, et aussi du Co^2 de combinaison, il en résulte un dépôt des substances actives qui se précipitent; enfin plus tard, après refroidissement complet, il n'y a plus de Co^2 libre, et la précipitation de sels devenus insolubles est bien plus grande.

La disposition de l'Établissement permet de donner des bains avec l'une de ces trois eaux, ayant la même origine, mais devenues différentes par leurs conditions chimiques et physiques nouvelles, et par suite n'ayant plus la même influence sur l'organisme.

Le bain de l'eau sortant de la source est dit bain acidule. Sa température est de 35° maintenus pendant toute la durée du bain, car l'eau y est courante. Si on y plonge un papier de tournesol, il rougit franchement. De même que dans tous les bains avec Co^2, le malade qui s'y plonge ressent d'abord de la fraîcheur, puis des picotements à la peau, qui devient rosée, avec une sensation de chaleur : cependant le pouls est abaissé, ainsi que la température, de 1 à 5 dixièmes de degré (Voury). Il y a action générale et locale, se traduisant par de la sédation, de sorte que ce bain est en même temps sédatif et tonique.

Le bain d'eau ayant séjourné déjà dans un réservoir, et un peu refroidie, est de même à eau courante, d'une couleur jaunâtre, teintant légèrement en rouge le papier bleu de tournesol. La température est de 32°. La sensation de fraîcheur éprouvée au début du bain persiste pendant toute sa durée ; son action est moins énergique que celle du précédent au point de vue tonique, mais il est plus sédatif.

Le bain pris avec de l'eau refroidie est à réaction alcaline, il ne renferme plus trace de Co^2. C'est donc la température qui joue le principal rôle, et comme l'eau peut être chauffée de 33° à 40°, on conçoit aisément que le bain pourra être aussi tantôt excitant, tantôt sédatif. Mais il ne faudrait pas croire qu'il n'a qu'une action analogue à celle d'un bain chaud d'eau simple ; ils possède en outre une action spéciale comme topique, se traduisant par une plus grande activité donnée aux fonctions de la peau, qui reste douce, onctueuse.

Les bains de piscine sont à 31°, à eau courante ; de même que dans le 2e bain, ils paraissent d'abord froids, puis deviennent très agréables ; ils sont toniques et sédatifs.

Les douches locales sont annexées aux baignoires et destinées à produire en des points donnés des actions toniques, révulsives ou résolutives, suivant leur mode d'application.

Enfin, il nous reste à parler du *lavage de l'estomac*. On peut dire que c'est une médication qui tient de la forme

externe et de la forme interne. Ces lavages ont été l'objet
d'une installation spéciale à Châtel-Guyon, à l'instigation
du docteur Aud'houi, et basée sur le principe de la sonde
à double courant : « L'eau pour le lavage de l'estomac est
amenée directement de la source dans un réservoir de
trente litres, à une hauteur de 5 mètres. Un conduit vertical
sur lequel on fixe le petit tube de la sonde met le réservoir en communication avec la cavité gastrique. Ce conduit
est muni d'un robinet, placé à la portée de la main, qui
permet d'interrompre et de rétablir au besoin la communication. » Le malade est donc assis, le cou légèrement
tendu, la tête appuyée à un dossier; on introduit la sonde
à double courant, on ouvre le robinet. on amorce et le
lavage se fait ainsi sans aucune fatigue.

Telles sont, sommairement décrites, les ressources thérapeutiques de Châtel-Guyon et l'influence qu'elles ont sur l'organisme, influence surtout marquée sur les organes de la
digestion.

Effets thérapeutiques. — Les effets thérapeutiques d'une
eau minérale dépendent directement de sa composition chimique, de son usage interne; indirectement de ses propriétés
physiques, base de l'usage externe. Les eaux de Châtel-
Guyon, à forte minéralisation, essentiellement médicamen-
teuses, produisent surtout leurs effets par absorption à l'in-
térieur; la balnéothérapie, tout en augmentant le cadre de
leurs indications, n'occupe que le second rang.

Ce sont des eaux douées de propriétés énergiques dont on
ne peut pas faire usage impunément, et qui répondent à
des états morbides bien définis. De même que les autres eaux

minérales, elles ne doivent être employées que dans les états chroniques, avec lésions simples, les dégénérescences étant toujours une contre-indication formelle.

D'une façon générale, leur action se fait sentir surtout sur le tube digestif et ses annexes. Suivant les doses, elles sont simplement digestives, ou laxatives, ou purgatives ; elles sont diurétiques ; activant les fonctions du tube digestif, elles deviennent révulsives, — elles sont en outre, de par leur constitution, résolutives — enfin par leur fer, leur acide carbonique, elles sont apéritives et toniques. Employées à l'extérieur, en bains, douches générales ou locales, elles sont toniques, sédatives ou révulsives, ou stimulantes suivant les indications.

On conçoit aisément que, par la mise en œuvre de ces diverses propriétés, on peut traiter à Châtel-Guyon un grand nombre d'états morbides. Parmi ceux-ci les uns relèvent directement, les autres indirectement de la médication propre à cette station.

Au nombre des premiers, nous trouvons tout d'abord les affections du tube digestif et de ses annexes, et leur analyse présente de grandes difficultés en raison de la dépendance dans laquelle ils se trouvent vis-à-vis les uns des autres ; ainsi la dyspepsie, la constipation ne sont souvent que la conséquence d'une autre affection ; elles ne sont qu'un symptôme qui rentre dans la symptomatologie générale de cette affection. Mais il n'est pas dans le cadre de cette première partie de notre travail d'entreprendre la solution du problème, et nous nous contenterons de rappeler les états morbides que l'on peut traiter avec le plus de chances de succès à la source même.

L'indication première des eaux de Châtel-Guyon est la *dyspepsie*. Nous n'avons pas à entrer ici dans les détails si complexes d'une étude de cette affection ; d'une façon générale, nous pouvons dire que toutes les dyspepsies sont passibles de ces eaux, depuis la dyspepsie ou bradypepsie stomacale et intestinale, simple ralentissement des digestions stomacales et intestinales, jusqu'aux dyspepsies plus complexes dues à un vice de fonctionnement des organes de la digestion, glandes stomacales, glandes intestinales, pancréas, foie.

A la dyspepsie nous joindrons la *constipation*, qui lui est presque toujours liée, n'en étant cependant pas un signe, mais aggravant toujours ses manifestations, aussi bien la constipation simple que celle qui se complique d'*hémorroïdes*.

Puis viennent les affections subinflammatoires du tube digestif, qui ne sont pas encore la gastrite aiguë, mais qui y tendent, se manifestant sous forme d'*embarras gastrique* et *intestinal chronique*, avec ou sans *catarrhe gastrique* et *intestinal*, ou encore la *pléthore* ou *veinosité abdominale*, états dus généralement à des habitudes sédentaires, à une alimentation trop succulente et trop abondante, jointe à l'abus des boissons fermentées, de la bière, par exemple, ce qui explique combien la veinosité abdominale est plus fréquente dans les pays du Nord et d'Outre-Rhin.

Les poussées de *typhlites* et *pérityphlites* entretenues par des constipations opiniâtres, pourvu que la cure soit faite dans un intervalle de repos de la maladie. La *dysenterie chronique*, contractée dans les pays chauds.

Dans ces différents cas, les eaux agissent en détergeant

d'abord la muqueuse gastrique et intestinale, en réveillant la contractilité musculaire de l'estomac et de l'intestin, en stimulant la circulation artérielle et veineuse, par suite en activant, sans produire d'excitation, tous les phénomènes qui se passent dans les muqueuses et les parois du tube digestif.

Leur action est non moins évidente sur les fonctions du foie et par suite sur les affections de cet organe dans lesquelles il existe un ralentissement ou une déviation de ces fonctions; ainsi, la *congestion passive* du foie, liée à la pléthore abdominale, l'*angiocholite chronique*, coïncidant presque toujours avec de la congestion et catarrhe gastro-intestinal, les *affections calculeuses*, dans lesquels cas elles agissent en stimulant et régularisant la circulation porte, en favorisant la sécrétion biliaire, enfin en activant le cours de la bile.

Cette même action stimulante à laquelle vient se joindre celle des principes calcaires, se fait sentir sur les organes urinaires, rein, vessie, et les rend très utiles dans le traitement des *affections calculeuses* et du *catarrhe de la vessie.*

L'action des eaux de Châtel-Guyon ne se borne pas aux affections du tube digestif et de ses annexes, elle peut encore se faire sentir sur des états morbides dans lesquels l'état du tube digestif n'est que secondaire, mais contribue puissamment à entretenir l'état primitif.

Ainsi la *chlorose, l'anémie;* il est vrai de dire que dans ces affections l'action des eaux est plus complexe ; elles agissent par le fer qu'elles contiennent sur la composition du sang, donc sur l'origine même de l'affection ; elles agissent par l'ensemble de leurs propriétés sur les voies digestives dont les fonctions sont toujours troublées.

Cette même complexité se rencontre dans l'*aménorrhée,* la

dysménorrhée qui entrent dans le cortège symptomatique de la chlorose ; là outre l'action générale, par le fer, outre l'action sur le tube digestif, il y a une action spéciale sur les organes du petit bassin due à l'influence des eaux sur la circulation abdominale et pelvienne.

C'est cette même influence qui fait utiliser les eaux de Châtel-Guyon dans le traitement des *congestions utérines* et des *métrites chroniques* s'accompagnant d'états nerveux, de troubles digestifs.

Cette action régulatrice de la circulation abdominale, et en même temps leur action tonique et reconstituante les indiquait dans les *congestions du foie*, de *la rate*, avec *anémies* consécutives à l'*infection paludéenne*.

Enfin, la composition de ces eaux, leurs propriétés alcalines, leur forte minéralisation en bicarbonates, en chlorures, indiquait leur pouvoir altérant, aussi les a-t-on employées avec succès dans le traitement de maladies constitutionnelles dues à des ralentissements ou déviations de la nutrition, telles que l'*obésité*, la *goutte*, le *diabète*, et aussi certaines formes du mal de *Bright*.

EAUX DE CHATEL-GUYON

CONSIDÉRÉES SPÉCIALEMENT

AU POINT DE VUE DE L'EXPORTATION

EAUX DE CHATEL-GUYON

CONSIDÉRÉES SPÉCIALEMENT

AU POINT DE VUE DE L'EXPORTATION

———

Les Eaux de Châtel-Guyon étaient exportées et employées à domicile dès la fin du siècle dernier. Il est vraisemblable qu'elles le furent pour la première fois à Paris de 1772 à 1774. En effet, après le rétablissement de la Commission royale de médecine, par Louis XV, et l'attribution de la Surintendance des eaux minérales du royaume à cette Compagnie, Raulin, premier médecin du roi, et en cette qualité de droit Inspecteur général des eaux minérales, fut chargé, par ordre du roi, de faire un *Traité analytique des eaux minérales du royaume*. Le premier volume de cet ouvrage, qui parut en 1772, donnait une « liste alphabétique des eaux minérales qui sont en usage dans le royaume »; les eaux de Châtel-Guyon n'y sont pas signalées. Pour rédiger son traité, Raulin s'était adressé aux intendants, aux inspecteurs d'eaux minérales, aux médecins de chaque province, de chaque ville ; l'impulsion en fut donnée aux études hydrologiques et peu à peu, malgré de grandes difficultés, les documents arrivèrent ; c'est ainsi que, dès 1774, il pouvait écrire dans l'exposé de l'*Objet du second volume : «* On est déjà parvenu à faire dans le royaume la découverte d'eaux minérales propres à être substituées à celles qu'on fait venir d'Allemagne et du royaume de Bohême. » — « On a aussi tiré du néant ou de l'oubli d'autres eaux minérales. » — « Je donne dans ce volume les principales de ces eaux : je les fais connaître pour leurs principes généraux, et je développe leurs propriétés dans les maladies en autant de chapitres qu'il y est traité de différentes eaux minérales. »

Parmi ces nouvelles eaux, celles de Châtel-Guyon occupent une des premières places, d'autant mieux que récemment elles s'étaient enrichies de quatre nouvelles sources, ainsi qu'il résulte de documents transmis par « M. Dufour, trésorier de France, médecin célèbre de la ville de Riom ». L'analyse en fut faite par Cadet, de l'Académie royale des Sciences.

C'est à cette époque que les eaux de Châtel-Guyon furent transportées à Paris ; car Raulin, comparant la nouvelle source d'Asan, dont la renommée alors était grande, avec l'ancienne source, disait : « J'ai observé que celle-ci (l'ancienne) perd moins que l'autre dans le transport, et que son principe volatil et sa vertu purgative sont à Paris les mêmes et ont les mêmes vertus qu'à la source. J'ai observé, au contraire, que les nouvelles, celles de la source Asan, perdent quelque chose, dans le transport de leur piquant et de leurs autres qualités. »

Dès lors, les eaux de Châtel-Guyon furent admises dans tous les bureaux de distribution : nous les trouvons dans la classe des Thermales salines, avec Lamothe, Verduran, Vichy, Bourbonne, de l'*Exposition succincte des principes et des propriétés des eaux minérales qu'on distribue au bureau de Paris*, 1775, par Raulin (d'après Barbier), dont l'objet était « le désir de satisfaire au public qui demande depuis longtemps des connaissances sur les principes et les propriétés des eaux minérales que l'on distribue au Bureau général ». Leur importance ressort encore plus de ce qu'elles figurent dans le *Parallèle des eaux minérales d'Allemagne qu'on transporte en France et celles de la même nature qui sourdent dans le royaume*, 1777, par Raulin. Enfin, quelques années plus tard (1785), lorsque Carrère reprit l'étude et la statistique de Raulin, elles font l'objet d'un chapitre spécial dans ce nouvel ouvrage.

Survinrent la Révolution, l'Empire ; pendant cette période tourmentée, Châtel-Guyon subit le sort commun à la plupart des stations, car celles que l'opinion publique avait depuis longtemps consacrées, seules reçurent encore quelques malades. On ne parla plus de ses eaux que les travaux de Raulin, de Carrère, avaient depuis trop peu de temps fait sortir de l'oubli, et dont la notoriété n'avait pas encore pu s'imposer à côté de celle de Vichy, Bourbonne, Bourbon, pour ne parler que des eaux de cette région.

Ce n'est qu'en 1817 qu'un premier Établissement fut construit; quant à l'exportation, elle était complètement abandonnée, et dans les améliorations apportées à l'exploitation des eaux depuis cette époque jusqu'en 1878, il semble qu'on ne se soit pas souvenu des études et des résultats signalés par Raulin ; on ne songea même plus que ces eaux avaient été employées à domicile, qu'elles avaient rendu dans ces conditions de grands services à la thérapeutique ; aucune tentative ne fut effectuée pour faire valoir à nouveau cette propriété spéciale.

SOURCE GUBLER

Historique. — En 1878, lorsqu'une compagnie nouvelle entreprit l'exploitation des deux établissements de Châtel-Guyon : établissement Barse et Établissement Brosson, elle voulut grouper les éléments épars dans l'un et dans l'autre, et pour cela la transformation de l'établissement Brosson fut décidée, en même temps que la suppression de l'établissement Barse.

Pendant les travaux, et en faisant le jaugeage des sources alimentaires de l'établissement Barse, on s'aperçut que leur débit avait considérablement diminué depuis 1840, époque du captage et de l'aménagement. Puis dans la suite, et en examinant les conduites d'eaux jusqu'aux anciens captages, il fut facile de reconnaître que cette diminution dans le débit était due à des dépôts minéraux qui s'étaient formés sur tout le parcours de l'eau. Le passage laissé libre étant insuffisant, la source se trouvait mise en pression et filtrait en dehors de son captage dans les terrains environnants. Des travaux savamment dirigés permirent de reconstituer les sources, d'isoler leur griffon, de les capter à nouveau, en un mot de les mettre dans les meilleures conditions possibles d'inaltérabilité et de conservation.

Parmi ces griffons, l'un surtout était important, car son débit atteignit bientôt 120 litres par minute ; on lui donna le nom de source *Gubler*, en mémoire des services rendus à l'hydrologie médicale par l'éminent professeur de thérapeutique à la Faculté de Paris. Et si une source minérale d'eau devait porter le nom de Gubler, c'était bien dans cette station de Châtel-Guyon, pour laquelle il avait tant fait. en montrant sa puissance d'action thérapeutique trop longtemps méconnue, en prouvant surtout combien elle pouvait nous être utile, à nous autres Français, en nous affranchissant du tribut des. eaux de l'Allemagne.

De même que la vulgarisation par Raulin des travaux de Dufour, avait, à la fin du siècle dernier, fait sortir Châtel-Guyon de l'oubli, de même aussi les « Cours de Gubler », son « Parallèle avec les eaux minérales allemandes », lui donnèrent un nouvel essor. Des études. méthodiquement poursuivies, des expériences physiologiques dans les laboratoires, cliniques auprès des malades, prouvèrent à nouveau que l'opinion de Raulin ne présentait rien d'exagéré , que les eaux de Châtel-Guyon pouvaient être transportées, que le transport ne les altérait pas, qu'elles conservaient, après comme avant, l'intégrité de leur action thérapeutique.

Captage. — Pour qu'une eau minérale conserve ainsi ses propriétés thérapeutiques, il ne faut pas qu'elle subisse d'altération chimique. Et, sur ce point. les conditions physiques, en première ligne celles de température, ont une influence considérable surtout lorsqu'il s'agit d'une eau contenant de l'acide carbonique, comme celle de Châtel-Guyon (source Gubler), qui en contient jusqu'à $1^{gr},2121$ par litre. Il est évident, en effet, qu'une eau froide de 15 à 18 et 20° centigrades conserve bien mieux l'acide carbonique qu'elle contient qu'une eau chaude de 36° et au-dessus, par exemple : c'est là un principe de physique bien établi ; de plus, cet acide carbonique est absolument nécessaire au maintien de la constitution chimique de l'eau ; il s'ensuit donc que, plus une eau est froide, plus elle garde d'acide carbonique, plus elle est fixe.

Les eaux de Châtel-Guyon, d'une façon générale, envisagées à ce point de vue, se trouvent placées dans une situation intermédiaire. La température des sources principales varie de 31 à 35° centigrades, elles sont donc à la limite des eaux chaudes, puisque l'on considère comme telles celles qui ont une température au-dessus de 31°. Elles contiennent en dissolution une quantité notable de Co^2 libre, puis beaucoup de Co^2 sous forme de bicarbonate uni à la soude, la chaux. le fer.

Sans être très altérables au contact de l'air, elles le sont cependant d'une façon indiscutable, ainsi que l'on peut, du reste, s'en assurer, sans qu'il soit besoin d'analyse chimique, en laissant reposer dans un vase de l'eau minérale. Celle-ci, qui est d'abord limpide, transparente, perd peu à peu sa transparence, devient opaline, puis légèrement jaunâtre, pour être, après refroidissement, tout à fait trouble, jaunâtre. Le papier de tournesol donne une réaction franchement acide, puis légèrement acide, enfin alcaline. Ces transformations sont dues au dégagement de l'acide carbonique libre et des bicarbonates d'abord, puis à la précipitation des carbonates de chaux, soude, fer, etc., etc.

Si, au lieu de mettre l'eau dans un vase découvert,

on la met dans un flacon immédiatement et herméti-
quement bouché, elle ne perd rien de sa limpidité ni
de sa réaction acide même après refroidissement.

Ces deux expériences prouvent que le contact de
l'air a été incontestablement l'agent d'altération de l'eau.

Dans ces conditions, se plaçant au point de vue de
l'exportation et de la conservation de l'eau, le problème à résoudre était de trouver une source dont l'eau
puisse être facilement embouteillée, avec une grande
rapidité et à l'abri du contact de l'air. Les anciens captages de Chàtel-Guyon ne répondaient pas ou imparfaitement à ces conditions, un aménagement approprié
ne pouvait être fait autour d'eux ; par contre, le nouveau
captage de la source Gubler ne laissait subsister aucun
desideratum, cette source n'était pas nécessaire pour
l'alimentation des buvettes et de l'établissement largement pourvus d'ailleurs ; son choix en vue de l'exportation s'imposait donc.

Propriétés physiques et chimiques. —
Du reste, les propriétés physiques et chimiques de la
source Gubler viennent pleinement confirmer le choix
primitif que la disposition du terrain et la distribution
des sources à sa surface en avait fait faire.

Cette source a un débit de 120 litres par minute, ce
qui donne 7,200 litres par heure, 86,400 par 12 heures ;
elle peut donc suffire largement à tous les besoins de

l'exportation ; car, en admettant même que l'on ne prenne que 5,000 litres par jour, nous arrivons à un total de près de 2,000,000 par an que, suivant les besoins, on pourrait facilement pousser à 3 et 4 millions. Chiffres qui peuvent paraître considérables au premier abord mais qui sont parfaitement admissibles quand on songe à l'exportation des eaux de Vichy, Vals, Saint-Galmier surtout.

L'eau Gubler a au griffon une température de 32° qui lui permet de maintenir en dissolution une grande quantité d'acide carbonique, mais d'autre part qui n'est pas assez élevée pour qu'en arrivant à la surface, elle laisse dégager en abondance cet acide comme certaines eaux bouillonnantes. Cela lui donne relativement aux autres sources plus chaudes de Châtel-Guyon (jusqu'à 36°), une fixité relative ; on peut s'en assurer en la mettant dans un vase ouvert et transparent à côté d'eau des autres sources, on verra qu'elle conserve plus longtemps sa limpidité.

Sa saveur est saline magnésienne, légèrement styptique et acidule ; elle n'a pas d'odeur.

L'analyse chimique a été faite par Magnier de la Source et a donné les résultats suivants :

Acide carbonique libre.	1,2120
Bicarbonate de chaux.	2,1769
— de soude	0,9550
— de potasse	0,2538
— de fer	0,0685
— de lithine.	0,0194
Sulfate de chaux	0,4990
Chlorure de magnésium.	1,5630
— de sodium	1,6330
Silice.	0,1108
Acide borique, phosphorique.	traces.
Arsenic, alumine	traces.
Total. . .	8,3914

Si on compare cette analyse avec celle des sources les plus minéralisées de Châtel-Guyon, on voit que la source Gubler occupe un des premiers rangs : elle contient 8,3914 de principes fixes; elle est, avec la source Deval, la plus chargée en acide carbonique libre.

Il est à remarquer que, dans son groupement hypothétique, Magnier de la Source n'a pas signalé le bicarbonate de magnésie, non plus que le sulfate de soude; tout le magnésium, tout le sodium contenus dans l'eau seraient, d'après lui, à l'état de chlorures. Le lithium se trouve à l'état de bicarbonate à la dose de 0,0194. Peut-être faut-il attribuer à cette quantité de chlorures, à la présence d'un sel de lithine, la propriété de cette source de conserver dissoute une grande quantité d'acide carbonique, qui la rend acidule sans être, à proprement parler, gazeuse. On sait, en effet, que les Allemands attribuent ce pouvoir à la présence des chlorures,

surtout du chlorure de sodium et de lithium ; il est vrai
d'ajouter qu'il y a des sources comme Alet par exemple, qui ne dégagent pas d'acide carbonique, malgré
qu'elles en contiennent en dissolution, et dans la constitution desquelles il n'entre pas de chlorure de sodium ;
mais il peut y avoir là une autre cause qui nous
échappe. Et le fait n'en reste pas moins que l'eau Gubler contient beaucoup d'acide carbonique, qu'elle en
laisse peu dégager, et que, d'autre part, elle est très chargée en chlorures.

Les autres points intéressants de sa composition que
fait ressortir l'analyse sont de fortes doses de bicarbonate de chaux, 2,1769, et de bicarbonate de fer,
0.0685, et surtout le chlorure de magnésium 1,5630,
dont les propriétés physiologiques ont été étudiées depuis quelques années, et qui est certainement l'un des
caractères les plus importants de l'eau Gubler.

Embouteillage. — Étant donnée cette eau, il
fallait la mettre en bouteille de façon à ce qu'elle ne
perdît rien, autant que possible, de ses propriétés
chimiques, par conséquent des principales propriétés
thérapeutiques qui en découlent. C'est dans ce but
que dans un pavillon dit de l'Embouteillage, construit autour du griffon de la source Gubler, toutes

les précautions ont été prises pour que l'eau minérale
arrive de son point d'émergence à la bouteille qui doit
la contenir, à l'abri du contact de l'air.

L'eau circule dans un tuyau d'amenée d'un calibre
proportionnel au débit de la source, de façon que
d'une part la source ne soit pas en charge, d'autre
part que l'eau soit en contact immédiat avec la paroi
du conduit. Celui-ci à son origine s'adapte exactement
à la cuvette de captage. Sur un point de son parcours
se trouve un tuyau secondaire recourbé et d'un calibre
tel qu'il puisse s'emboîter dans le goulot de la bouteille.
Ce tuyau, dans sa partie rectiligne, a une longeur un
peu plus grande que celle de la bouteille. On l'introduit donc dans celle-ci jusqu'à ce que la partie inférieure touche le fond. Dans ces conditions il n'y aucune
chute de l'eau pouvant amener une altération quelconque.

La bouteille se remplit ; lorsqu'elle est pleine, elle
est passée rapidement sur un appareil voisin, tout
préparé pour le bouchage ; à mesure qu'une bouteille est
pleine, elle est immédiatement bouchée, à peine quelques secondes se passent-elles dans l'intervalle des
deux opérations. De sorte qu'étant donnés ce peu de
temps et le calibre réduit du goulot de la bouteille,
par conséquent le peu de surface de la couche supérieure d'eau, le contact de l'air est presque nul, et
l'on a bien dans chaque bouteille une eau avec toutes
ses qualités physiques et chimiques, et par conséquent

mise dans les meilleures conditions possibles de conservation.

Conservation. — Sur des bouteilles ainsi remplies, nous nous sommes livré à un certain nombre
d'expériences pour nous rendre compte du temps pendant lequel l'eau qu'elles contenaient pouvait rester
sans s'altérer.

Il est bon de savoir d'abord que lorsqu'une eau a
été mal bouchée, ou que l'opération du bouchage a
été faite trop lentement en remplissant 50 ou 100 bouteilles, puis en les bouchant toutes à la suite, par
exemple, elle présente un certain nombre de modifications qui font reconnaître son altération. Ce qui frappe
d'abord, c'est son manque de limpidité ; elle est trouble,
plus ou moins jaunâtre ; mise dans un verre, elle ne laisse
dégager aucune bulle de gaz, même quand on l'agite ;
elle a une saveur très désagréable, dominée par une
odeur sulfhydrique plus ou moins prononcée, odeur due
à la réduction du sulfate de chaux qu'elle contient par
des matières organiques; la réaction est pas ou peu acide.

Au contraire, une eau en parfait état de conservation doit être limpide, incolore, à saveur légèrement
salée et styptique, inodore, car l'odeur bitumineuse
que nous avons signalée à la source disparaît rapidement, à réaction acide.

Pour fixer ce pouvoir de conservation, il fallait
prendre un certain nombre de bouteilles puisées le

même jour, dans les mêmes conditions de température
extérieure et de pression, puis les soumettre aux différents cas dans lesquels elles pouvaient se trouver
placées, enfin les examiner après un laps de temps
donné. C'est ainsi que nous les avons divisées en trois
groupes : les unes qui ont été mises dans de bonnes
conditions de conservation ; les autres dans de mau-
vaises ; les troisièmes soumises à un transport par chemin de fer et par mer. Or, nous avons reconnu, au
point de vue du temps, que l'eau Gubler pouvait conserver ses propriétés pendant plusieurs années ; au
point de vue des transports éloignés ; qu'elle les avait
conservées après une expédition à Marseille, puis en
Russie et retour. Enfin, on sait qu'une eau se conserve d'autant mieux qu'elle se trouve placée dans des
conditions d'égalité de température, non exposée aux
variations froides et chaudes ; aussi les eaux que nous
voyons servir d'enseigne dans les dépôts et dans les
pharmacies, soumises aux alternances d'ombre, de so-
leil, de froid, de chaleur, s'altèrent-elles rapidement ;
or, même dans ces conditions, au bout de six mois, un
certain nombre de bouteilles étaient intactes.

Nous pouvons donc conclure en disant que l'eau
Gubler est une eau qui supporte facilement le transport, qui se conserve très bien et longtemps, de sorte
que, dans quelque pays que ce soit, on peut utiliser
ses propriétés thérapeutiques.

EFFETS PHYSIOLOGIQUES

Lorsqu'on étudie les effets physiologiques d'une eau minérale, les choses se présentent d'une façon bien différente suivant que l'on considère l'eau employée à la source ou l'eau transportée. Dans le premier cas, les conditions mêmes de l'eau à l'état naissant, les différents modes d'emploi, constituent une médication complète : la médication hydro-minérale ; dans le second cas, les conditions de vitalité de l'eau ont changé elle n'est plus qu'un élément d'une médication : un *médicament*, dans lequel l'analyse chimique révèle la présence d'un certain nombre de substances en quantités définies. Il ne faudrait cependant pas prendre à la lettre ce terme de médicament et considérer les eaux minérales comme une préparation officinale ; bien qu'elles ne soient pas aussi vivantes, si je puis m'exprimer ainsi, qu'à la source, elles n'en ont pas moins conservé quelque chose de cet inconnu qui fait qu'on aura beau mélanger aux mêmes doses, les agents médicamenteux que l'analyse y a démontrés et qu'elles mettent en œuvre, on n'obtiendra jamais un résultat analogue à celui que donnent cette combinaison et ce groupement particulier des éléments qui caractérisent l'eau minérale.

Quoi qu'il en soit, en administrant une eau miné-

rale, on se propose d'introduire dans l'économie un
certain nombre de principes médicamenteux ; cette introduction produit un certain nombre d'actions toujours identiques avec une même eau, et qui sont la
résultante de sa propre constitution ; or, cette constitution nous est révélée dans une certaine mesure, dans
la mesure compatible avec les données scientifiques actuelles, par l'analyse chimique; c'est donc sur les résultats de cette analyse qu'il nous faudra nous appuyer
pour déterminer ces actions complexes dont l'ensemble
constitue les propriétés physiologiques.

D'une façon générale, les eaux minérales qui sont employées à domicile sont des eaux à fortes minéralisations,
dans lesquelles un élément domine, carbonate ou chlorure par exemple, de façon à leur donner une caracté-
ristique qui en permet le classement tant au point de
vue chimique qu'au point de vue physiologique et thérapeutique. C'est ainsi que, d'après l'*Annuaire des Eaux
de la France*, on doit établir les grandes divisions dans
les eaux minérales d'après l'élément acide dominant :
d'où trois grandes classes suivant que cet acide dominant est l'acide carbonique, l'un des deux acides du
soufre, ou l'acide du chlore, et que les sels dominants
sont des carbonates, des sulfures, ou des sulfates, ou des
chlorures. L'action physiologique d'une eau minérale
dérivant de sa constitution chimique, il s'ensuit que
les phénomènes observés devront être attribués aux principes dominants (chlorures alcalins pour Salies, bi-

carbonates alcalins pour Vichy, par exemple). Mais, ce sont là des cas simples, et le problème est beaucoup plus compliqué lorsqu'il s'agit d'étudier une eau comme celle de la source Gubler ; un simple coup d'œil sur l'analyse permettra, du reste, de se rendre compte des difficultés de la solution : les chlorures alcalins y sont dans la proportion de 3,1960, — les bicarbonates alcalins de 3,3857, soit une différence de 0,1897 en faveur des seconds, insuffisante pour leur permettre de caractériser une eau, — les bicarbonates de fer et de manganèse 0,0685, poids suffisant pour constituer une eau ferrugineuse. Chacun de ces éléments a donc une importance individuelle considérable qui nous amène fatalement à analyser séparément l'action physiologique de chacun d'eux ; car c'est la seule façon de comprendre ensuite l'action générale qu'ils produisent par leur groupement, leur état de combinaison.

L'acide carbonique libre se trouve dans la proportion de 1,1120 par litre d'eau Gubler, c'est donc une eau gazeuze, acidule disait-on autrefois. Ce gaz est de toute nécessité pour maintenir le groupement des éléments constitutifs de l'eau, lui conserver ses propriétés ; il est indispensable à sa vie, pour ainsi dire, après avoir été l'une des causes premières de sa formation. Par lui, l'eau Gubler introduite dans l'estomac, puis absorbée, stimule les fonctions des muqueuses stomacales et intestinales, réveille le fonctionnement des glandes digestives, par suite facilite l'action de l'estomac et de l'intestin, excite les fonctions du rein et provoque la diurèse, active les mouvements péristaltiques du tube digestif, produit une excitation passagère du système nerveux à laquelle succède une sédation rapide ; en somme, stimule les fonctions du tube digestif et du rein sans provoquer d'excitation locale ni générale.

Les *bicarbonates alcalins*, dans lesquels le bicarbonate de chaux entre pour 2,1769 (Magnier de la Source), en fait une eau stimulante de l'estomac et puissamment digestive, en même temps que sédative, régulatrice de la circulation abdominale et porte en particulier, par conséquent résolutive des engorgements abdominaux, stimulante des fonctions du foie, et surtout du rein.

Les *chlorures :* sont le chlorure de sodium à la dose de 1,6330, et le chlorure de magnésium 1,5630, dont les effets doivent être étudiés séparément.

Par le chlorure de sodium, l'eau Gubler est tonique, remontante, stimule les voies digestives, rendant l'appétit vif et les digestions faciles, elle active la circulation abdominale, est résolutive, mais moins que par ses bicarbonates, donne du ton aux organes, relève les forces musculaires, en somme favorise la nutrition.

Le chlorure de magnésium prend une part des plus actives dans son mode d'action, ainsi qu'il résulte de nombreuses expériences faites au laboratoire de physiologie de la Faculté de médecine par MM. Aguilhon de Saran, Laborde, Voury. L'action purgative de ce

sel a été clairement démontrée ; elle serait « le résultat
d'une influence physiologique double, simultanée et
solidaire, s'exerçant à la fois sur les phénomènes d'ex-
citabilité contractile et sur les phénomènes de sécrétion. »
(Laborde.) En effet, il résulte de nombreuses expériences
qu'il exerce « une action excitatrice sur la contractilité
musculaire de l'intestin et de l'estomac et qu'en même
temps et simultanément il agit sur la sécrétion muqueuse
de ce même intestin, de façon à l'exciter aussi et à
l'augmenter. » (Laborde.) Cette excitation ne se fait
pas seulement sentir sur les sécrétions stomacales et
intestinales, mais encore sur le foie, dont elle augmente
la sécrétion biliaire, ainsi que l'ont prouvé, dans les
expériences, « une distension progressive et souvent
considérable des canaux d'excrétions et de la vésicule »
et « la présence d'une quantité insolite de liquide biliaire, dans une grande étendue des premières portions
de l'intestin grêle. » Ainsi donc, l'action du chlorure
de magnésium en tant que purgatif, ne se borne pas
à une action directe, immédiate sur la muqueuse intestinale, elle se double d'une action générale après
absorption ; les effets purgatifs après injections intra-
veineuses en sont une preuve qui vient corroborer les effets de ce sel sur d'autres systèmes. « Il
détermine, » dit M. Laborde, « du côté de la fonction
respiratoire des troubles importants se traduisant d'abord
par l'accélération et l'irrégularité dyspnéiques et pouvant aboutir assez rapidement à l'arrêt de la mécanique

respiratoire, soit momentané, soit définitif. » Il provoque en même temps, du côté du cœur et de la circulation, des modifications fonctionnelles consistant « essentiellement en des intermittences et des arrêts de plus en plus prolongés avec contraction et même excitation de la contractilité musculaire. » Il exerce donc une influence primitive sur le système nerveux bulbo-médullaire ou intra-cardiaque. Enfin, mis au contact du sang, il exagère sa coloration rouge ou rutilante, comme sous l'influence d'une suroxygénation, « actions qui pourrait bien être la cause prochaine des modifications fonctionnelles dues à son influence sur l'organisme vivant. »

Ce rapide exposé des propriétés physiologiques du chlorure de magnésium démontre ce que nous disions en commençant ce chapitre, que ce sel prenait une part capitale dans l'action de l'eau Gubler.

Les *sulfates alcalins* entrent dans la composition de cette eau en proportion minime ; ils contribuent, pour leur faible part, à la rendre laxative et reconstituante avec les chlorures ; ils complètent l'action des bicarbonates sur la veine porte et le foie, sur le rein et la vessie.

Le *bicarbonate de fer* entre dans la compostion de ses principes fixes pour 0,0685; ce sont des proportions qui font pressentir une action énergique en rapport avec le rôle important que ce métal joue dans les phénomènes de la nutrition. Nous n'avons pas à faire ici la physiologie thérapeutique du fer, qu'il nous suffise de dire que sa présence dans l'eau Gubler la rend tonique et reconstituante.

Il est intéressant de rapprocher l'analyse que nous venons de faire de l'exposé des propriétés de l'eau de Châtel-Guyon, par Raulin, en 1774, on se rendra compte de la façon complète dont ces eaux avaient été étudiées dès cette époque; les résultats qu'elles produisaient alors que l'empirisme surtout présidait à leur administration sont une preuve indiscutable de leur haute valeur.

« Les eaux minérales de Châtel-Guyon, disait Raulin, sont thermales, gazeuses, acidules et purgatives. On n'en connait pas de pareilles en France, et peut-être sont-elles uniques par ces qualités réunies. » — « Elles calment par leur fluide élastique » (acide carbonique) « les irritations du genre nerveux et soutiennent le ton et l'élasticité. Leur principe martial » (bicarbonate de fer) « les rend apéritives. La propriété des parties terreuses » (chaux, magnésie) « est d'absorber les acidités des premières voies ; leur sel marin à base alcaline » (chlorures) « et leur sel cathartique amer » (sulfate) « les rendent stomachiques, apéritives, résolutives et purgatives. » Bien peu de choses, comme on le voit, manque à cette analyse, en ce qui concerne l'action de Châtel-Guyon sur les voies digestives surtout, action primordiale qui domine toutes les autres.

Nous avons insisté particulièrement sur l'action du chlorure de magnésium, parce que nous considérons ce sel comme l'élément le plus actif de l'eau Gubler; mais nous devons ajouter que son action est d'autant plus énergique qu'elle se trouve alliée à celle des autres substances qui l'accompagnent dans l'eau. Ainsi, un litre d'eau réduite exclusivement à ses chlorures (expérience du Dr Voury) a déterminé des effets purgatifs, mais bien moins considérables que ceux obtenus avec l'eau naturelle.

Cette réaction des éléments constitutifs de l'eau Gubler, les uns sur les autres, que l'expérience nous permet d'apprécier au point de vue de l'action purgative, se produit de même relativement aux autres propriétés de l'eau; et s'il est possible d'attribuer à chaque élément sa part dominante, il est nécessaire de montrer, dans son ensemble, la résultante de toutes ces actions particulières : après l'analyse, la synthèse.

D'une façon générale, on peut dire que l'action primordiale, capitale de l'eau Gubler se manifeste sur le tube digestif; en effet, elle active les fonctions de l'estomac et de l'intestin, en agissant sur la muqueuse elle augmente la production des sucs gastriques et intestinaux, agissant sur les fibres musculaires lisses, elle stimule les contractions des tuniques gastriques et intestinales, et par suite réveille et donne de l'énergie aux mouvements péristaltiques, faisant ainsi sentir son influence aussi bien sur l'acte mécanique que sur l'acte chimique de la digestion; de plus elle active les sécrétions biliaires, et facilite l'écoulement de la bile, enfin elle augmente l'excrétion des urines. De tous ces phénomènes, l'augmentation de l'urine est le premier à se manifester, puis les effets laxatifs ou purgatifs, suivant les doses, viennent ensuite.

A ces effets caractéristiques, qui frappent d'abord et qui sont constants, viennent s'en ajouter d'autres : les uns, eux aussi, sous l'influence directe de l'absorption de l'eau; les autres, sous l'influence de ces premiers effets dont ils ne sont que la conséquence.

Parmi les premiers, nous voyons : une influence reconstituante directe de l'eau par l'action, sur les globules sanguins, du fer qu'elle contient; de même une influence immédiate sur le système nerveux, depuis une légère stimulation jusqu'à la somnolence et la prostration.

Ces effets primordiaux en entraînent d'autres : ainsi. à l'action directe de l'eau sur les fonctions de l'estomac, de l'intestin, du rein, du foie, succède une régularisation de la circulation abdominale ; l'action sur le système nerveux se faisant sentir sur le bulbe, les ganglions cardiaques, a ses conséquences sur la circulation générale depuis l'accélération des battements correspondant à la stimulation, jusqu'à la diminution des battements et la faiblesse de l'impulsion ; elle influence de même la respiration ou, après des doses exagérées, on voit survenir des phénomènes dyspnéiques. De même, nous assistons à des actions médicales sur les menstrues chez la femme, par modification de l'état du sang, par suractivité imprimée à la circulation abdominale ; de même aussi sur l'assimilation et le poids du corps par suite de l'action spoliatrice des purgatifs répétés et des émissions abondantes d'urine, etc., etc.

En somme, tous ces phénomènes ont pour cause première l'ingestion de l'eau ; les uns sont primitifs, les autres secondaires; mais cette division n'est utile que pour faire saisir le mécanisme de leur production; dans la réalité, ils sont étroitement liés les uns aux autres, et se confondent tous dans une action commune.

Mode d'administration. Doses. — L'eau Gubler est diurétique, laxative, purgative ; on peut ajouter qu'elle est eupeptique en même temps que diurétique, avant même qu'elle soit laxative, son action régulatrice de la digestion se faisant déjà sentir. La succession de ces termes, correspond au degré d'intensité des phénomènes qui se produisent suivant les doses auxquelles elle est administrée.

Dès les premières doses faibles, souvent même après la première on s'aperçoit de son action diurétique; ainsi nous avons vu, à diverses reprises, 10 à 15 minutes après l'ingestion d'un demi-verre, une émission abondante d'urine. Si on en continue quelques jours l'usage, l'influence sur la nutrition, sur les fonctions d'assimilation se dessine, après que les digestions sont devenues plus faciles, plus régulières, que l'appétit a augmenté.

A doses plus élevées, on constate une diurèse abondante par pression intra-vasculaire et par excitation rénale, et des effets laxatifs par hypersécrétions gastrique, intestinale et biliaire. Ces effets ne se produisent pas toujours dans les mêmes conditions de temps; tandis que chez certains malades on les observe après quelques jours de traitement, chez d'autres ils sont beaucoup plus longs à se produire, et l'on n'obtient une régularité dans les fonctions digestives qu'après un mois, deux mois et même plus. Cela dépend beaucoup du sujet et de la maladie : on comprend aisément qu'à maladie chronique il faut un traitement chronique, que l'on ne peut obtenir après quelques jours seulement de traitement la guérison d'un état morbide qui, le plus souvent, remonte à des mois et des années. Il est donc nécessaire, dans bien des cas, de prolonger le traitement sans se laisser aller à un découragement qui n'a pas sa raison d'être. Quoi qu'il en soit, lorsqu'ils sont produits, ces effets consistent en une régularité des fonctions digestives, l'appétit augmente, les digestions sont faciles, on obtient dans les vingt-quatre heures une ou deux selles molles, plus ou moins bilieuses, survenant sans coliques, sans fatigues.

A doses plus élevées encore, à doses fortes, l'eau

Gubler devient purgative, et donne deux à trois selles par jour, liquides, bilieuses, sans coliques, ne produisant pas d'affaiblissement, même après un traitement de dix à quinze jours.

La durée d'un traitement laxatif, celui qui est le plus souvent employé à domicile, doit être de quinze jours à trois semaines ; il doit être suivi d'un repos de dix à quinze jours environ pour être repris ensuite, avec cette même succession d'interruption et de reprise, autant de fois que l'exigeront la constitution et le tempérament du malade d'une part, la maladie d'autre part.

Parfois, pendant le premier traitement, on ne remarque pas d'autres effets qu'une diurèse plus ou moins accentuée, et ce n'est qu'au deuxième, quelquefois au troisième traitement que l'action se dessine dans son entier ; elle est appréciable alors dès le premier ou le deuxième jour de la reprise du traitement. Prenons un exemple : un malade est atteint de dyspepsie gastro-intestinale avec constipation opiniâtre, poussées congestives, etc., etc.; il fait un premier traitement qui ne produit qu'une légère augmentation de l'appétit, intermittente, et de la diurèse ; après une période de repos de dix jours, il fait un nouveau traitement ; dès le deuxième jour, diurèse, augmentation de l'appétit, digestion facile, garde-robes régulières, et cette régularité des fonctions se continue les jours suivants. Si l'on s'était trop hâté de conclure, on aurait jugé l'eau Gubler comme impropre au traitement de ce malade, alors que, par la suite, l'événement a prouvé qu'elle avait eu une action curative indéniable. Si nous avons insisté sur ce fait, c'est qu'il est très important de le connaître lorsqu'on veut diriger avec fruit une cure à domicile.

Dans l'intervalle des traitements, lorsque l'effet laxatif s'est produit, on ne voit pas lui succéder cette constipation qu'il est si fréquent d'observer, après une médication laxative par d'autres substances, il y a donc effet laxatif sans irritation du tube intestinal. De plus, au bout d'un certain temps, ou mieux d'un certain nombre de traitements, l'activité imprimée aux phénomènes digestifs se traduit par de l'appétit, des digestions stomacales faciles, des garde-robes régulières, état qui persiste sans qu'il soit nécessaire de recourir à aucun moyen adjuvant. Il est bon d'ajouter que, dès que l'on voit à nouveau des irrégularités se produire, il est nécessaire de reprendre un traitement.

Les considérations précédentes s'appliquent surtout aux personnes atteintes de dyspepsie gastro-intestinale avec constipation, le cas pathologique auquel l'eau Gubler transportée est appelée à s'adresser le plus souvent. Mais on conçoit aisément que le mode d'administration, les doses, la durée et le nombre des saisons varieront beaucoup suivant que le traitement s'appliquera à des maladies autres, telles que la goutte, la lithiase biliaire, l'obésité, la chlorose avec troubles dyspeptiques. Pour chaque cas, il existe des indications spéciales, variant avec le malade et le degré de la maladie, et que le médecin traitant peut seul juger, en sachant s'inspirer des données physiologiques et de l'action observée chez son malade.

Nous avons parlé de doses faibles, moyennes ou fortes correspondant à des effets eupeptiques, laxatifs et purgatifs; mais lorsqu'il s'agit de spécifier ce que doivent être ces doses, l'embarras est aussi grand que pour déterminer la durée du traitement. Le dosage de l'eau à administrer doit être en rapport avec l'idiosyncrasie du malade et son état morbide, nous ne pouvons donc que donner des indications générales, car, autant de malades, autant de cas différents. Cependant, en prenant pour base de mensuration le verre hydrologique à 200 grammes, nous dirons qu'à la dose d'un verre et demi l'eau Gubler est diurétique et eupeptique; à la dose de trois verres, laxative, même fortement laxative; à la dose de quatre verres et demi, purgative; en un mot, que la progression se fait dans les rapports de 1-2-3. Ce ne sont là que des chiffres approximatifs, qui peuvent aider à l'institution d'un traitement, mais qui ne doivent pas en être la base absolue; car, de même qu'on a vu des sujets qui étaient purgés avec 500 à 600 grammes, on en a vu d'autres chez lesquels la même dose ne produisait que des effets laxatifs, de même aussi qu'on a vu des dyspepsies avec constipation opiniâtre céder avec 300 grammes seulement.

Quelle que soit la quantité d'eau fixée, celle-ci peut être administrée à jeun ou aux repas. Certains malades préfèrent prendre l'eau seule, d'autres coupée avec le vin ; il ne faut s'arrêter que le moins possible aux convenances personnelles que ne légitimerait pas une raison majeure, telle qu'un dégoût pour l'eau pure, par exemple. D'une façon générale, d'après les observations que nous avons recueillies, nous avons pu constater que la meilleure manière de faire prendre l'eau était de partager la quantité ordonnée en quatre doses, dont la première serait absorbée le matin au réveil ; la seconde, à déjeuner pure ou mélangée avec le vin, la troisième dans l'après-midi, la dernière au dîner. On obtient ainsi une continuité d'action, sans lassitude, sans fatigue, qui est fort utile au bon résultat du traitement dont il nous reste à interpréter les effets.

EFFETS THÉRAPEUTIQUES

L'action thérapeutique de l'eau Gubler est la conséquence directe, la résultante de l'application au malade des effets physiologiques que nous venons d'étudier. Mais, la complexité même de sa composition, l'importance individuelle de plusieurs groupes de ses éléments constituants, les actions physiologiques variées qui en découlent, font pressentir la multiplicité de ses indications thérapeutiques, en rapport avec les états morbides et les diverses modalités de ces états à la curation desquels elle peut participer.

Raulin avait déjà fait valoir. à ce point de vue, l'importance de l'eau de Châtel-Guyon, lorsqu'il écrivait : « Ces eaux sont essentielles dans les dérangements des organes de la digestion, tels que les dégoûts, les inappétences, les digestions lentes et tardives ou douloureuses; elles sont d'un puissant secours dans les embarras des viscères du bas-ventre, dans les coliques bilieuses, venteuses, hépatiques, dans les fièvres intermittentes et dans les lentes cacochymiques, dans la jaunisse, les fleurs blanches, le dérangement des règles, les affections nerveuses. » Et dans cette analyse de leurs nombreuses fonctions thérapeutiques, il allait non seulement jusqu'à les comparer, mais encore jusqu'à les considérer comme supérieures dans certains cas aux eaux de Vichy : « Elles conviennent », ajoutait-il », dans les cas où celles de Vichy sont propres, et dans ceux où elles ne le sont point; les eaux de Vichy sont contraires, par la quantité de leur principe salé, dans les agacements nerveux, dans les affections spasmodiques, dans des tempéraments maigres et délicats, dans des phlogoses des viscères. Celles de Châtel-Guyon, moins salées et plus laxatives, sont dans tous ces cas d'un secours puissant et nécessaire. » — « On doit être assuré qu'elles n'irritent jamais le système membraneux des entrailles; au contraire, elles y portent un calme dont les malades s'aperçoivent sensiblement, on en fait usage avec succès dans les attaques de goutte qui menacent les viscères. » — « On peut employer les eaux de Châtel-Guyon comme apéritives, résolutives et calmantes, comme laxatives et purgatives. » Nous pouvons avoir à compléter en certains points cet exposé, nous n'avons rien à en retrancher, et même il est juste d'ajouter que si Raulin a surtout mis en relief l'action de ces eaux sur les organes de la digestion, qui est leur action élective et celle qui devait frapper tout d'abord les premiers observateurs, il a aussi entrevu leur action plus complexe sur la nutrition, leur pouvoir reconstituant, altérant même, lorsqu'il parle de la goutte, des états nerveux et anémiques.

Et si maintenant, nous appuyant sur les données de l'expérimentation physiologique et chimique, nous jetons un coup d'œil d'ensemble, non plus sur les eaux de Châtel-Guyon, mais seulement sur la source Gubler, nous voyons que son action dominante s'exerce sur le tube digestif dont elle stimule et régularise les fonctions; c'est là son action primordiale, qui tient en quelque sorte toutes les autres sous sa dépendance; en effet, en régularisant les fonctions digestives, elle régularise l'assimilation et la désassimilation, en un mot la nutrition, elle favorise ainsi non seulement l'absorption des substances propres aux échanges organiques, mais encore leur élimination après ces échanges, de sorte qu'après avoir mis les voies digestives en état d'absorber, elle met l'organisme en état de profiter de cette absorption : à une action pour ainsi dire locale, s'en joint bientôt une seconde d'ordre général. C'est ainsi que l'eau Gubler devient *altérante* par ses chlorures et ses bicarbonates alcalins, s'adressant ainsi à la scrofule, au lymphatisme. à l'arthritisme, — *reconstituante*, par ses ferrugineux sur le sang, par ses bases calciques sur le système osseux, par ses chlorures sur les lymphatiques et leurs ganglions, par ses bicarbonates qui rectifient les échanges nutritifs entravés par des dyspepsies, des obstructions abdominales, etc., etc. — *résolutive*, par ses chlorures, ses bicarbonates alcalins, par suite de la nutrition devenue normale d'anormale qu'elle était auparavant, résultat de ses deux autres fonctions; si le mécanisme de cette résolution ne peut se définir, elle n'en est pas moins évidente dans les engorgements abdominaux, la pléthore, les manifestations arthritiques, viscérales, etc., etc., — *sédative*, par la prédominance de son chlorure de magnésium, de son acide carbonique, de ses bases calciques; propriété précieuse, constatée par tous les auteurs qui se sont occupés de Châtel-Guyon, d'autant plus précieuse qu'elle se trouve adjointe à la propriété reconstituante, alors que l'on sait combien il est difficile souvent d'instituer une médication reconstituante sans la voir contrariée par une excitation préjudiciable du système nerveux.

L'union de ces deux propriétés adjointes, au point de vue local à son action sur le tube digestif, au point de vue général à ses propriétés altérantes et résolutives, contribue largement à étendre le cadre des indications thérapeutiques de l'eau Gubler. Mais le nombre même des états pathologiques auxquels elle s'adresse peut être une cause d'entraînement et tendre à la faire intervenir là où elle est inapplicable, tendance fatale toutes les fois qu'il s'agit d'une eau à indications multiples. Son emploi ne doit donc être résolu qu'après un examen approfondi de la constitution, du tempérament et de l'état morbide du sujet auquel elle est appliquée. Nous ne pouvons ici passer en revue et étudier dans ses rapports avec l'eau Gubler chaque modalité clinique qui peut se rencontrer dans la pratique, force nous est de nous tenir dans des généralités où il sera facile de faire rentrer chaque cas particulier.

Il faut bien établir dès l'abord, qu'aussi bien dans une cure à domicile que dans une cure à la source, l'eau minérale ne doit pas être employée dans le traitement de maladies organiques, elle n'y serait d'aucun secours et souvent dangereuse. Elle est non moins contre-indiquée dans les états aigus, ou dans les périodes aiguës des maladies chroniques, comme les coliques hépatiques dans la lithiase biliaire, les coliques néphrétiques dans la gravelle, etc. Il ne faut jamais

oublier cette proposition formulée par Durand-Fardel.
« Les eaux minérales seront appliquées exclusivement
dans les périodes stationnaires des maladies chroniques. L'emploi en sera proscrit dans leurs périodes
d'activité. » Règle impérieuse dont on ne peut jamais
s'écarter sans danger.

Ce premier point établi, il faut s'assurer de l'oppor-
tunité de l'eau suivant le cas morbide qui se présente ; la chose est facile pour certaines eaux à spécialisation bien établie, elle est beaucoup plus difficile
pour l'eau Gubler qui, nous l'avons vu, est appelée
à donner de bons résultats dans un grand nombre
d'états chroniques. La spécialisation, en effet, s'appuie
sur les caractères tranchés d'une eau minérale per-
mettant de la ranger dans telle ou telle classe ; en ce
qui concerne l'eau Gubler, nous retrouvons la même
difficulté de classification au point de vue thérapeutique que nous avions constatée au point de vue chimique et physiologique ; elle participe à titre égal
des bicarbonatées, des chlorurées et aussi des ferrugineuses ; elle ne manque donc pas de spécialisation,
elle est plutôt à spécialisations multiples.

Cependant, grâce à ses bicarbonates mixtes, à son
acide carbonique, à son chlorure de magnésium, elle
a une sorte d'action élective sur les voies digestives,
qui nous conduit à étudier avant tout l'influence
qu'elle produit sur les troubles de la digestion. Du
reste, la pratique vient pleinement corroborer la

théorie, car une grande partie des observations que nous avons analysées concernaient des malades dyspeptiques.

Dyspepsie. — L'étude de l'eau Gubler dans ses rapports avec le traitement de la dyspepsie est des plus délicates en raison des nombreuses variétés de cette affection et des nombreuses causes qui peuvent la produire

La dyspepsie est la « difficulté de digérer » ; elle se manifeste par un ensemble de phénomènes des plus complexes qui tous, ou seulement plusieurs, peuvent prendre part à sa constitution : « le défaut d'appétit, le dégoût, le vomissement qui survient quelquefois, les distensions subites et passagères de l'estomac, les rapports des différents genres, une chaleur brûlante vers le cœur, des douleurs dans la région de l'estomac et la constipation, sont des symptômes qui se rencontrent fréquemment chez la même personne et que l'on peut, en conséquence, présumer descendre d'une même cause prochaine. C'est pourquoi on peut les considérer, sous ces deux points de vue, comme une seule et même maladie à laquelle nous avons donné le nom de dyspepsie ». (Cullen, *Éléments* de *médecine pratique*, 1787). Tel est, en effet, l'ensemble symptomatique qu'il nous est fréquemment donné de rencontrer dans la pratique : « Il est un grand nombre de personnes », dit Durand-Fardel, « qui n'offrent d'autre dérangement de santé qu'un certain degré de trouble dans les fonctions digestives, digestions lentes, pénibles, plus ou moins douloureuses, accompagnées ou non de rejets alimentaires, liquides ou gazeux ». Mais il ne faut pas oublier qu'il existe bien des degrés dans la dyspepsie, depuis une légère pesanteur à l'épigastre, quelques éructations, un peu de somnolence après le repas, jusqu'à des troubles profonds, altérant la nutrition, l'organisme ; de nombreuses différences existent aussi suivant le point où se produit la dyspepsie : estomac, intestin ou tout le tube digestif; suivant la cause qui la produit : altération qualitative ou quantitative des sucs digestifs, atonie, etc. Enfin, « elle n'est souvent qu'un effet secondaire d'une infinité de troubles de l'organisme, d'origine héréditaire ou acquise ». Toutes ces modalités doivent être présentes à l'esprit dans les indications et le mode d'administration de l'eau Gubler, leur connaissance est indispensable pour instituer une thérapeutique rationnelle. Mais, pour atteindre ce but, il faut en quelque sorte cataloguer ces nombreuses variétés de dyspepsie, les ranger en groupes et montrer ce que peut faire l'eau minérable qui nous occupe, mise en présence de chacun d'eux.

D'une façon générale, la dyspepsie n'étant qu'un trouble de la digestion, considérons d'abord cet acte de la digestion en lui-même : il est sous l'influence directe des sécrétions glandulaires et des mouvements péristaltiques du tube digestif, régis par la circulation sanguine et par le système nerveux. Les sécrétions glandulaires de l'estomac, de l'intestin, du foie, du pancréas constituent la base de la digestion : l'acte chimique; les mouvements sont là pour permettre qu'il s'effectue; de plus, qui dit digestion dit en même temps absorption et celle-ci ne peut se faire qu'autant que la circulation sanguine, le système nerveux interviennent, comme ils étaient intervenus dans les actes sécrétoires et les mouvements. Or, qu'un trouble quelconque vienne gêner le fonctionnement de l'un ou l'autre de ces quatre éléments, la digestion ne peut plus se faire normalement, la dyspepsie est constituée.

Mais si on met en regard de cet exposé en quelque sorte synthétique de la dyspepsie, les principales propriétés physiologiques de l'eau Gubler, on sera frappé des rapports qui peuvent s'établir entre ces deux termes :

L'acte chimique, — elle augmente la production des sucs gastriques et intestinaux, elle active la sécrétion biliaire.

L'acte mécanique, — elle stimule les contractions des tuniques gastriques et intestinales, donne de l'énergie aux mouvements péristaltiques, facilite l'écoulement de la bile.

La circulation sanguine, — elle régularise la circulation abdominale et la circulation générale.

Le système nerveux, — elle en est éminemment régulatrice.

Nous n'analyserons pas à nouveau ces différentes actions que nous avons exposées tout au long, ce résumé suffit largement à montrer qu'elles peuvent parer à tous les accidents qui pourraient se produire dans l'une ou l'autre de ces fonctions. Il prouve clairement l'indication générale que nous avions formulée de l'eau Gubler dans les *dyspepsies*.

Si, se plaçant à un point de vue moins général, on considère les différentes formes de dyspepsies, on verra que l'indication n'en est pas moins formelle dans la grande majorité des cas. En prenant pour base les travaux remarquables du professeur Germain Sée (*Des dyspepsies gastro-intestinales*) on est amené à diviser les dyspepsies en deux classes : les *vraies dyspepsies* et les *fausses dyspepsies*. Les premières étant caractérisées par un trouble chimique qui est la condition *sine qua non* de leur existence, les autres étant la plupart du temps sous la dépendance d'un trouble mécanique.

La *vraie dyspepsie*, celle dans laquelle les ferments digestifs ne peuvent pas faire subir aux aliments la transformation physiologique, se présente sous des formes simples ou complexes, suivant que l'altération porte sur une ou plusieurs portions du tube digestif.

La dyspepsie peut avoir pour siège unique l'estomac, elle se traduit alors par un peu de pesanteur, une sensation de chaleur pouvant aller jusqu'à la brûlure, des

éructuations par formation de gaz de décomposition
alimentaire, du pyrosis, un peu de somnolence après le
repas, tous phénomènes qui peuvent se présenter réunis
ou se réduire à de la flatulence, l'émission de gaz sans
goût ni odeur, ou des aigreurs, du pyrosis (dyspepsie
acide) se produisant de suite pendant le repas ou quelque
moment après. La cause en est dans le fonctionnement anormal du suc gastrique, soit que la pepsine
ou l'acide chlorhydrique n'existent pas dans leurs proportions définies, soit qu'ils se trouvent en proportions
insuffisantes pour la quantité d'aliments, soit encore
qu'ils ne puissent pas arriver au contact de ces aliments.

L'eau Gubler, dans ces circonstances, peut rendre de
grands services, en augmentant, en activant la sécrétion
du ferment gastrique, en régularisant la circulation
sanguine de la muqueuse, en excitant la contractilité
des parois stomacales, enfin en empêchant les fermen-
tations acides.

Et c'est ainsi que nous la voyons intervenir favora-
blement dans le traitement des dyspepsies flatulentes
ou acides avec pyrosis, des dyspepsies alcooliques, où
la pepsine et l'acide chlorhydrique sont mêlés avec de
grandes quantités de mucus qui en empêchent l'action,
des dyspepsies des gros mangeurs, où il y a un trop-
plein de produits alimentaires sur lequel le liquide
digestif ne peut agir, des dyspepsies atoniques chez
les chlorotiques, les anémiques, se traduisant souvent

par de l'anorexie continue ou intermittente, ainsi que les précédentes, et où les sécrétions gastriques sont insuffisantes.

Le plus souvent, les troubles dyspeptiques se continuent dans l'intestin, que le suc intestinal, que la bile, ou le suc pancréatique ne remplissent pas leurs fonctions. La dyspepsie biliaire est sans contredit la plus grave; à la rigueur le suc intestinal et le suc pancréatique ne sont pas nécessaires, la bile est indispensable pour l'absorption des principes gras. Quoi qu'il en soit, de même que nous avons vu fréquemment la production de gaz dans l'estomac, de même aussi le développement de gaz dans l'intestin est un phénomène des plus constants; le tympanisme, le météorisme même se produisent par défaut de tonicité des parois intestinales, par insuffisance de résorption, et déterminent ces oppressions si gênantes pour les dyspeptiques. Le tympanisme s'accompagne d'un ralentissement considérable de la digestion stomacale et intestinale, de bradypepsie; enfin, à ces deux phénomènes se joignent des troubles dans les évacuations intestinales : diarrhée ou constipation.

En combattant le tympanisme et la bradypepsie, l'eau Gubler remplit une de ses indications les plus nettes : par son action excitante de la contractilité des fibres lisses de l'estomac et de l'intestin, elle réveille leurs contractions physiologiques, augmente la tonicité des parois, et active les mouvements péristaltiques. Mais, la nature des évacuations intestinales vient influencer cette indication : diarrhée, ou constipation, avons-nous dit, et fausse diarrhée que nous rapprocherons de la constipation, car, résultat d'une irritation muqueuse, elle est la conséquence d'un séjour prolongé des matières dans l'intestin; ce serait donc une erreur grave de la traiter comme une diarrhée, et ce que nous disons du traitement de la constipation lui sera applicable. La diarrhée peut être produite : par une hypersécrétion biliaire, alors les matières rendues sont vertes; par un excès de motilité intestinale, la résorption liquide n'ayant pas le temps de se faire dans le gros intestin ; par non-digestibilité, par lienterie, alors les aliments protéiques et graisseux passent entièrement intacts, les liquides digestifs ne se produisant qu'imparfaitement, ou passant à côté et avec les aliments sans les attaquer.

. On conçoit aisément que l'eau Gubler, qui excite la sécrétion biliaire, et qui active les mouvements péristaltiques, sera contre-indiquée quand la diarrhée sera produite par hypersécrétion biliaire ou par excès de motilité; dans la lienterie, qui constitue le type le plus grave de dyspepsie, elle pourra seulement rendre des services, lorsqu'il y a insuffisance de sécrétion des sucs digestifs, ou lorsqu'il y a hypersécrétion muqueuse entravant l'action de ces sucs. Mais nous n'avons aucune restriction à faire lorsqu'il s'agit de la constipation qui, le plus souvent, est sous l'influence d'une atonie des muscles de l'intestin, ou encore du manque de sécrétion biliaire ; son emploi est légitimé par son action sur les fibres lisses et sur la production de la bile.

Des troubles de la digestion aussi marqués que ceux que nous venons d'étudier ne sont pas sans avoir un certain retentissement sur d'autres systèmes de l'économie, et en premier lieu sur le système nerveux. La somnolence coïncidant avec la digestion stomacale, l'agitation, les insomnies avec la digestion intestinale, — puis l'inaptitude au travail, la diminution des facultés intellectuelles, le manque de volonté, de la tristesse, de la prostration, de l'hypocondrie dans l'ordre psychique, — des vertiges coïncidant souvent avec le tympanisme, soit pendant la digestion, soit pendant l'état de vacuité de l'estomac, — des douleurs musculaires, du dos, de la paroi abdominale, quelquefois des membres — de la céphalalgie, des migraines. Ils retentissent aussi sur la circulation sanguine, amenant des palpitations cardiaques par excès de pression, sur la respiration provoquant de la dyspnée, la plupart du temps d'ordre mécanique par refoulement du diaphragme vers la poitrine par l'estomac et l'intestin distendus. La plupart des phénomènes nerveux seraient dus à une « excitation partant de la muqueuse gastro-intestinale, se propageant par les nerfs vagues ou sympathiques, au bulbe, et se réfléchissant sur les nerfs vaso-moteurs de l'encéphale, en déterminant l'astriction des vaisseaux de l'organe », de là oligamie cérébrale expliquant les phénomènes psychiques, surtout les vertiges et les migraines.

Mais n'avons-nous pas vu en étudiant spécialement le chlorure de magnésium de l'eau Gubler dans ses rapports avec les alcalins et l'acide carbonique, que ces différentes substances rendaient cette eau éminemment sédative par une action générale sur le système nerveux, action directe résultant de son absorption et se faisant sentir surtout sur le bulbe. A son indication générale par son action sur la dyspepsie en elle-même, vient donc s'en joindre une spéciale par ses effets sur le système nerveux, dont elle pourra combattre l'excitation.

Quant à la dyspnée, nous avons eu déjà maintes fois l'occasion de parler de l'action de l'eau Gubler sur le tympanisme qui en est la cause. Enfin son action régulatrice de la circulation abdominale, son action spoliatrice auront une influence notable sur la pression vasculaire et sur les phénomènes congestifs qu'elle entraîne, tels que les congestions faciales survenant après le repas.

La dyspepsie vraie, surtout lorsqu'elle est permanente, ne tarde pas à retentir sur l'état général et à provoquer la dénutrition : amaigrissement portant sur tous les organes, sur tous les tissus, frappant surtout dans le système cutané, la peau devenant « sèche, plissée, flasque » (G. Sée), anémie avec tout son cortège, venant réagir sur les phénomènes dyspeptiques eux-mêmes.

L'eau Gubler favorisant les échanges nutritifs, combattra l'amaigrissement; de plus, par son bicarbonate de fer, elle agira contre l'anémie, contre l'altération globulaire, par ses autres propriétés contre les troubles dépendant de l'anémie : contribuant ainsi à rompre ce cercle vicieux qui de la dyspepsie conduit à l'anémie et de l'anémie ramène à la dyspepsie.

La *fausse dyspepsie* ou pseudo-dyspepsie se manifeste par : des digestions lentes et pénibles ; — des sensations de pesanteur, de douleur même dans la région épigastrique, après le repas, et dans l'abdomen surtout dans la région colique, plus tard, pendant la digestion intestinale ; — du tympanisme intestinal produisant de l'oppression ; — une constipation continuelle et opiniâtre qui en est le symptôme le plus marquant ; — l'appétit est généralement conservé ; — il n'y a pas d'état saburral des premières voies digestives ; — les échanges digestifs se font normalement ; aussi est-il rare, et lorsque le fait se produit, ce n'est qu'à la longue que les symptômes de dénutrition, l'amaigrissement, la faiblesse, : anémie surviennent du fait de la fausse dyspepsie, — bien au contraire, c'est plutôt l'embonpoint, la p.éthore abdominale qu'on observe. — Par contre, les phénomènes nerveux d'ordre sensoriel : névralgies, vertiges, etc., etc., ou d'ordre psychique : insomnie, hallucination, inaptitude au travail, tristesse, hypocondrie, accompagnent généralement la fausse dyspepsie lorsqu'elle est ancienne, et ont la même origine réflexe que dans la vraie dyspepsie. Mais les phénomènes primordiaux, ceux qui constituent la dyspepsie même sont sous l'influence directe de l'atonie musculaire des voies digestives, ce sont « des troubles d'ordre nervomoteur », ce qui les distingue surtout des troubles de la vraie dyspepsie, qui sont d'ordre purement chimique.

Dans la grande majorité des cas, ce qui domine, c'est la lenteur excessive des digestions intestinales qui durent trois heures, sept heures et même plus, puis la constipation et la tympanite. Au point de vue du diagnostic, il est très important de savoir que dans la journée alimentaire d'un dyspeptique, le premier déjeuner ne produit généralement aucun malaise; le déjeuner plus copieux laisse le malade « sans souci de son estomac » (G. Sée), pendant deux heures environ; « si le repas a eu lieu à midi, c'est entre 2 et 3 heures que le mal se dessine; la région gastro-colique est distendue d'une manière pénible, au point que les femmes sont obligées de délier leurs vêtements; les aliments pèsent, en d'autres termes, les malades sentent la présence des aliments dans les organes digestifs, parfois des douleurs passagères, des élancements, et cela pendant deux à trois heures; il en est qui souffrent jusque vers 6 ou 7 heures, et commencent le dîner, n'étant pas encore dégagés du repas précédent. En général, le malaise dure deux heures; puis il diminue et disparaît, qu'il y ait ou non expulsion de gaz. » (G. Sée.) L'appétit est presque toujours conservé, au moins au repas de midi; certains dyspeptiques auraient même encore de l'appétit le soir, mais n'osent manger qu'à peine, craignant les insomnies, ou les cauchemars qui surviendraient la nuit. La constipation est opiniâtre; les selles dures, en petite quantité, sont difficilement expulsées et seulement tous les deux, trois jours et souvent plus, surtout chez les femmes. Chez elles aussi les troubles nerveux, douleurs de tête, vertiges, insomnies, etc., prennent parfois une intensité telle, qu'elles perdent de vue les troubles digestifs, attachant toute l'importance de leur maladie aux « souffrances morales » pour lesquelles elles viennent consulter le médecin. Celui-ci doit toujours se tenir en garde contre une pareille cause d'erreur, et nous pourrions citer plusieurs malades, soignées pendant longtemps avec l'eau froide, le bromure de potassium, etc., etc., sans succès, et qui ont été radicalement guéries par des cures à Châtel-Guyon, poursuivies par l'usage de l'eau à domicile : leurs troubles nerveux étaient produits par une dyspepsie gastro-intestinale.

Tels sont, en somme, les principaux caractères de cet ensemble clinique, qui constitue la fausse dyspepsie simple, état morbide dans lequel l'eau Gubler donne les résultats thérapeutiques les meilleurs en même temps que les plus durables. Du reste, la comparaison entre les troubles de la fausse dyspepsie, d'une part, et les effets physiologiques de l'eau, d'autre part, faisait pressentir qu'il devait en être ainsi.

La cause première de l'affection étant dans l'atonie musculaire suivie de la constipation et du tympanisme, là étant l'origine de tous les autres désordres, l'indication thérapeutique primordiale était de tonifier les parois du tube digestif, de stimuler leur système musculaire, d'activer les mouvements péristaltiques, puis d'évacuer l'intestin à l'aide de purgatifs. On peut encore arriver à stimuler les contractions intestinales à l'aide d'excitants locaux et généraux, tels que l'hydrothérapie, par exemple; mais l'écueil de cette médication se trouve dans l'emploi de purgatifs à doses répétées, car il faut une persistance dans les effets assez longue pour amener une modification vitale dans la manière d'être du tube digestif et par suite la guérison. Or, par ces purgatifs renouvelés journellement, on risque d'exciter, d'irriter la muqueuse intestinale de façon à produire une inflammation qui empêche de continuer le traitement, ou tout au moins de façon à ramener la constipation le jour où on en cessera l'usage, ou bien encore de faciliter tellement l'évacuation que les sucs digestifs ne font que traverser l'intestin sans avoir le temps de digérer les aliments qui s'y trouvent, d'où il résulte une dénutrition rapide.

D'après l'expérimentation physiologique, l'eau Gubler devait éviter ces écueils, et tout en stimulant les mouvements péristaltiques de l'intestin, produire des évacuations journalières, sans amener d'irritation. L'expérience clinique a prouvé l'exactitude des données de la physiologie, et aujourd'hui les cas de guérison de fausse dyspepsie gastro-intestinale ne sont plus à compter, et de guérisons durables persistant encore six mois, un an et plus après la cure ou mieux les cures. Et ces guérisons s'expliquent d'autant mieux et se font d'autant plus facilement, en d'autres termes l'eau Gubler présente une indication d'autant plus formelle qu'elle agit non seulement directement sur la cause originelle de la fausse dyspepsie, mais encore indirectement sur ses conséquences nerveuses, circulatoires et autres. par le même mécanisme que nous avons étudié à propos des dyspepsies vraies.

En dehors de ces cas simples, l'eau Gubler peut être employée dans des cas plus complexes de fausse dyspepsie.

Ainsi, les cas où il survient parfois, après un écart de régime, après une constipation plus prolongée, des accès douloureux, de l'entéralgie, se généralisant à toute la partie supérieure de l'abdomen, et s'accompagnant d'un développement de gaz dans le côlon transverse et descendant, qui gagnent peu à peu l'intestin grêle et l'estomac, d'où ils peuvent être évacués par la bouche.

Dans les cas de fausse dyspepsie avec attaques de gastralgie, caractérisées par des sensations plus ou moins douloureuses dans la région stomacale, survenant pendant deux à trois heures après le repas, sensations continuelles avec exacerbations ou paroxystiques, sous forme de crampes, accompagnées de tympanisme stomacal.

Comme dans l'un et l'autre cas, l'atonie musculaire favorisant la production des gaz, qui eux-mêmes déterminent des troubles réflexes douloureux, est la cause première de tout, il s'ensuit que l'eau Gubler, qui combat directement cette atonie, en annihilera par là même les effets; aussi les cas de guérison de dyspepsie gastralgique sont-ils assez fréquents.

Enfin, nous devons insister sur l'action de l'eau Gubler dans les pseudo-dyspepsies liées à la pléthore abdominale, à la veinosité abdominale des Allemands; d'une façon essentielle, la veinosité abdominale est le résultat de la lenteur survenue dans la circulation, et de la stase dans les veines de l'abdomen, principalement dans le système de la veine porte; cette stagnation peut être plus ou moins prononcée, et parfois elle gagne de proche en proche jusqu'aux veines hémorroïdales, où elle constitue des hémorroïdes. Il est indéniable qu'elle est liée manifestement aux troubles gastro-intestinaux identiques à ceux que nous avons étudiés précédemment et qu'elle vient les compliquer dans un certain nombre de cas, surtout chez les gros mangeurs et buveurs, surtout chez ceux qui ont une vie trop sédentaire, qui présentent des tendances à l'embonpoint et à l'apoplexie. En somme, il y a atonie du système musculaire vasculo-sanguin, puis stase veineuse, congestion passive, coïncidant avec atonie du système musculaire intestinal amenant constipation, tympanisme, etc, etc. L'action de l'eau Gubler sur l'atonie gastro-intestinale nous est bien connue ; mais dans le cas présent vient s'y joindre son action, due aux chlorures, principalement au chlorure de magnésium, qui consiste en l'excitation de la fibre lisse des vaisseaux sanguins, en un réveil de la tonicité de ces vaisseaux, par conséquent en une régularisation du cours du sang, au résumé en une action décongestionnante. Ainsi donc, d'une part, la pseudo-dyspepsie gastro-intestinale qui se trouve guérie, n'entraîne plus la stase sanguine ; d'autre part, cette stase sanguine est empêchée par l'action directe de l'eau sur le système vasculaire sanguin. Et c'est ainsi que l'eau Gubler peut intervenir avec fruit dans le traitement de certaines formes d'hémorroïdes passives inhérentes à des troubles digestifs intestinaux.

Si maintenant nous jetons un coup d'œil d'ensemble sur ces différents troubles de la digestion que nous venons d'étudier : dyspepsies vraies d'origine chimique, pseudo-dyspepsies d'origine motrice, nous voyons que l'eau Gubler, dans la grande majorité des cas, a pu rendre de grands services à la thérapeutique. Elle ne constitue pas à elle seule une médication, comme nous le disions précédemment, non plus que toutes les eaux prises à domicile; mais son action est telle qu'elle peut et doit le plus souvent servir de base à la médication. Livrée à elle-même, elle régularise la digestion, elle fait céder les constipations les plus opiniâtres, elle combat les congestions passives abdominales, en somme elle désunit et annihile les effets des éléments constitutifs de la dyspepsie ; il reste bien peu à faire pour déterminer une guérison durable, c'est là le rôle de l'hygiène, aussi bien de l'hygiène générale que de l'hygiène propre au tube digestif.

Chlorose. — Anémie. — Dans cette étude sur les dyspepsies, nous avons signalé la possibilité de troubles de la nutrition, de phénomènes anémiques, fréquents dans la dyspepsie chimique, beaucoup plus rares dans la forme atonique, et c'est à dessein que nous n'avons pas insisté sur l'action directe de l'eau Gubler sur ces troubles anémiques. Nous voulions ainsi éviter des répétitions, car c'est précisément une des propriétés intrinsèques de cette eau d'agir sur la chlorose et l'anémie. Elle tient cette action de sa richesse en fer, et aussi de la présence de l'acide carbonique dissous qui la rend eupeptique et reconstituante. Ainsi donc, dans la dyspepsie non seulement elle pourra agir sur les phénomènes dyspeptiques eux-mêmes,

mais encore sur les effets de dénutrition qu'ils entraînent, et en premier lieu sur l'élément globulaire du
sang. D'autre part, on sait combien sont fréquents les
accidents dyspeptiques dans la chlorose, dans l'anémie,
quelle que soit la cause qui l'ait engendrée, de sorte
qu'inversement on arrive toujours au même point :
dyspepsie, anémie; dans ces cas aussi, l'eau Gubler sera
indiquée comme précédemment. Mais il est facile de
concevoir que le mode d'administration, les doses
varieront suivant que la dyspepsie dominera l'anémie, ou
au contraire que l'anémie dominera la dyspepsie, les
autres éléments de la médication varieront de même
suivant les cas, aussi ne pouvons-nous donner qu'une
indication générale que le praticien adaptera à chaque
cas particulier.

Congestions des centres nerveux. Paralysies. — Les mêmes considérations sont applicables à
des phénomènes d'un ordre tout à fait contraire, les
congestions sanguines. Dans un certain nombre de dyspepsies avec pléthore et veinosité abdominale, il n'est
pas rare de voir des phénomènes de congestion encéphalique se produire chez des sujets dits apoplectiques.
L'action régulatrice de la circulation aussi bien générale
que locale due au chlorure de magnésium produira
d'excellents résultats, auxquels viendront se joindre les
effets révulsifs et la spoliation dus à l'action purgative,

Mais, comme en dehors de tout état dyspeptique, la méthode laxative ou purgative est appliquée dans le traitement des congestions, il s'ensuit que l'eau Gubler se trouve indiquée, et cela d'autant mieux qu'elle est non seulement purgative, mais qu'elle produit la décongestion par action directe sur le système vasculaire sanguin.

Cette même action révulsive et dérivatrice a pu être utilisée dans le traitement de paralysies d'origine centrale (hémiplégie-paraplégie).

Engorgement du foie. — Dans l'engorgement du foie, cet organe est simplement augmenté de volume, sans altération de texture, ce qui lui permet de revenir à son état normal après la résolution : cette affection est directement produite par une hyperémie active ou passive, dépendant d'une cause aiguë ou chronique. Mais, si l'engorgement a eu pour point de départ un état aigu, il n'en est pas moins une altération chronique et, par conséquent, est passible d'un traitement par les eaux minérales.

Dans leurs rapports avec l'eau Gubler, les formes qui nous intéressent le plus sont celles qui se trouvent liées à des troubles du système digestif et à la pléthore abdominale. En traitant des dyspepsies, nous avons eu déjà l'occasion de signaler ces engorgements du foie que souvent elles déterminent et qui ensuite réagissent sur elles en raison de modifications apportées à la fonction biliaire. Pour les Allemands, la première et la plus ordinaire des causes de la tuméfaction du foie est l'hyperémie, qui est une conséquence fréquente de la pléthore abdominale, résultat de la lenteur, de la stase survenue dans la circulation des veines de l'abdomen.

Au second plan viennent les engorgements, suite d'intoxication paludéenne et consécutifs aux affections des pays chauds, surtout à la gastro-entérite. Si nous mettons ces formes consécutives à des troubles aigus, au second rang, ce n'est pas que l'eau Gubler n'agisse pas aussi bien sur elles que sur les précédentes, mais c'est parce que les exemples en sont plus rares : la malaria tend à disparaître complètement de la France.

Cependant, il pourrait y avoir une grande utilité à se servir de cette eau pour nos soldats revenant des colonies avec des troubles digestifs liés, le plus souvent à ces engorgements hépatiques, qu'ils proviennent de gastro-entérites ou d'accès de fièvres pernicieuses. Plusieurs exemples de guérison rapide d'accidents de ce genre, avec disparition de l'état anémique, retour complet à la santé, nous ont été signalés qui permettent d'employer l'eau Gubler dans les cas que nous venons d'exposer, d'autant mieux que sa composition chimique, son action physiologique l'indiquent tout naturellement. Que faut-il faire, en effet? Régulariser la circulation abdominale, la fonction biliaire (sans produire d'excitation), remonter l'organisme. Ne voyons-nous pas là, de suite, l'indication du chlorure de magnésium, des bicarbonates alcalins, du bicarbonate de fer? Nous devons seulement attirer l'attention du praticien sur la question du dosage de l'eau. Il est évident, en effet, pour tout médecin habitué à manier les eaux minérales, qu'il faudra agir avec la plus extrême prudence, ne donner primitivement que 200 à 300 grammes par jour, à doses fractionnées ; car il faut créer d'abord une accoutumance qui peut être plus ou moins difficile pour des estomacs et intestins délabrés par un séjour dans les colonies. De plus, le traitement devra être particulièrement prolongé avec ou sans intermittences, à doses modérées ou à doses croissantes, suivant les indications spéciales.

Cette durée dans le traitement doit être aussi recommandée dans la cure des formes simples, chroniques ou subaiguës, liées à la dyspepsie et à la pléthore abdominale. Dans ces cas, en effet, l'engorgement hépatique ne s'est produit qu'à la longue, d'une façon insidieuse, si bien que souvent il passe inaperçu. Il est la conséquence d'accidents chroniques, qu'il faut d'abord combattre avant de l'attaquer lui-même. Et, c'est ainsi que l'eau Gubler sera appelée à régulariser la circulation abdominale, à stimuler l'intestin, l'estomac, à ramener à la normale les fonctions digestives avant d'agir directement sur le foie. Il est vrai de dire que ces phénomènes morbides de la pléthore, de la fausse dyspepsie, de l'engorgement hépatique, sont intimement liés les uns aux autres et se confondent dans un ensemble symptomatique commun, que par conséquent l'eau minérale agira sur eux tous ensemble, et que l'action générale produite sous l'influence du traitement sera la conséquence des réactions salutaires produites chez les uns et les autres ; mais il n'en est pas moins utile de faire connaître la succession habituelle des accidents, leur enchaînement, car, suivant les cas particuliers qui se présenteront, le praticien pourra suivre des indications spéciales, basées sur les doses d'eau minérale, sur la continuité du traitement.

Quoi qu'il en soit, par leurs chlorures de magnésium et de sodium, par leurs sels alcalins et ferreux, par leur action laxative, diurétique et leur influence spéciale sur la circulation abdominale et générale, les eaux Gubler ont une action résolutive manifeste sur les engorgements du foie.

Affections du foie : Lithiase biliaire. — A côté de ces engorgements du foie, nous devons signaler certains états morbides liés à une altération de la fonction hépatique, consistant en des congestions passagères du foie, ou caractérisés par une sorte d'état torpide, par l'insuffisance de la sécrétion, souvent la conséquence d'un ralentissement de la nutrition et se traduisant par des difficultés de la digestion, des pesanteurs dans

la région hépatique, un gonflement momentané de
l'organe, quelquefois de l'ictère. Dans ces différentes
circonstances, c'est la torpeur qui domine, l'eau Gubler
aura donc une action manifeste en vertu de son influence spéciale sur la fonction hépatique.

Mais, fréquemment, ces états sont des avant-coureurs
de la *lithiase biliaire*. Nous n'avons pas à entrer ici
dans la description clinique de cette affection, comme
nous l'avons fait pour les dyspepsies, que nous voulions cataloguer en quelque sorte, et dans la mesure
du possible, pour montrer dans quels cas spéciaux
l'eau Gubler pouvaît être utilisée : dans ses rapports
avec les eaux minérales, la lithiase biliaire est connue
de tous.

C'est qu'en réalité, il n'y a guère d'autre traitement
de la lithiase biliaire que celui par les eaux minérales. « Ce n'est pas, dit Durand-Fardel, que les eaux
minérales guérissent toujours les calculs biliaires; mais,
à défaut de guérison assurée, il est rare qu'elles ne
réussissent pas à enrayer la maladie à un degré qui
aboutirait plus souvent à une guérison définitive si
l'on insistait toujours suffisamment sur leur usage. »

Quoi qu'il en soit, le but que l'on se propose d'atteindre dans la lithiase biliaire est de modifier l'état
constitutif de la bile de façon à la ramener à son
état physiologique normal, et d'activer la fonction du
foie tant au point de vue de la fonction biliaire elle-
même que du transport de la bile.

Dans quelle mesure l'eau Gubler peut-elle contribuer à produire ce résultat?

D'après le professeur Bouchard dont les remarquables travaux sur le « Ralentissement de la nutrition » ont éclairé d un jour nouveau la conception de la diathèse arthritique dont la lithiase biliaire est un des éléments constitutifs, pour que le calcul se produise, il faut que la cholestérine se précipite et cela par suite d'une altération dans la constitution chimique de la bile, ou d'un ralentissement dans la circulation biliaire. Ces deux conditions se manifestent sous l'influence d'un état d'atonie et d'un ralentissement de la nutrition.

· Essentiellement la lithiase étant constituée dès que la cholestérine se précipite, il est nécessaire de maintenir celle-ci à l'état de dissolution ; pour cela il faut : « abondance modérée de cholestérine ; présence des acides gras, stéarique, palmitique ou oléique ; abondance des acides biliaires glycocholiques ou choliques; abondance excédante · de potasse et de soude ; minime proportion de chaux ; minime proportion des acides organiques autres que ceux que je viens d'indiquer, afin que l'alcalinité ne soit pas neutralisée. » (Bouchard.) En d'autres termes, ces conditions seront réalisées si « l'alimentation est mixte, bien équilibrée, si elle fait une large part aux végétaux, si les fonctions digestives sont régulières, si en particulier le pancréas et le foie fonctionnent bien, si enfin les oxydations sont actives, c'est-à-dire si la nutrition n'est pas ralentie.

Il faut ajouter à ces conditions que la bile devra s'écouler librement. » (Bouchard.) Il y a donc là deux actions bien distinctes ; l'une d'ordre chimique, l'autre purement mécanique.

Dans l'espèce, et au point de vue chimique, nous ne parlerons pas du régime, il est le complément indispensable de tout traitement par les eaux minérales ; restent donc : la régularité dans les fonctions digestives, dans les fonctions du pancréas et surtout du foie, l'activité dans la nutrition. Ces trois éléments s'enchaînent les uns aux autres, et il est certain que la nutrition ne sera pas ralentie, que les oxydations seront suffisantes, avec l'intégrité des fonctions digestives.

Mais l'eau Gubler n'a-t-elle pas une action excitante directe sur la sécrétion de la bile, sur le foie considéré comme glande ? n'en a-t-elle pas aussi une marquée sur les fonctions gastriques et intestinales ? Les conditions chimiques sont donc remplies par son emploi, d'autant mieux que par son alcalinité, elle maintient le milieu alcalin, ce qui est non moins nécessaire à la dissolution de la cholestérine. Il semble y avoir, dans l'indication de l'eau Gubler, une contradiction, car elle renferme une quantité notable de sels de chaux dont l'usage est irrationnel dans la lithiase biliaire. La chose n'est qu'apparente ; car si elle contient des sels de chaux, elle renferme des sels de soude et de magnésie en plus grande abondance ; de plus, son action dominante s'exerce sur la sécrétion biliaire et sur les voies digestives, alors que l'intégrité des fonctions du foie et des autres organes de la digestion est le premier but à atteindre dans le traitement de la lithiase.

Si maintenant nous envisageons les conditions mécaniques, nous trouvons une indication plus absolue encore de l'eau Gubler, reposant sur cette action, qui nous est bien connue, si énergique sur le système à fibres lisses. Donc, non seulement elle active la sécrétion biliaire, mais encore l'excrétion. Elle répond ainsi à toutes les conditions du traitement.

Un autre côté à examiner dans le traitement de la lithiase biliaire, c'est lorsque le calcul est formé d'en favoriser l'élimination. Pour cela, il faut augmenter la sécrétion de la bile en quantité, activer son déplacement, par la tonicité, la force de mouvements imprimée à la vésicule biliaire et aux canaux excréteurs. Là encore nous trouvons à utiliser la double action sur le foie de l'eau Gubler.

Enfin, l'ictère est souvent lié à la lithiase. Dans ce cas, l'action diurétique de l'eau vient se joindre à ses autres actions, et diminuer dans le sang la proportion des sels toxiques de la bile en en favorisant l'élimination. Et cette considération ne s'applique pas seulement à l'ictère de la lithiase, mais à toutes les formes d'ictère qui ne sont pas liées à une affection organique.

En résumé, nous pouvons donc conclure que l'eau

Gubler réussira aussi bien dans le traitement préventif du calcul biliaire, que dans le traitement d'expulsion du calcul ; par conséquent, qu'elle renferme tous les éléments nécessaires à la guérison de la lithiase.

L'exposé que nous venons de faire des propriétés de cette eau n'a pas la prétention d'attaquer en quoi que ce soit la notoriété si justifiée d'eaux comme celles de Vichy, de Vals, et de Vittel, de Contrexéville qui, depuis quelques années, semblent avoir une action favorable sur les coliques hépatiques. Notre but a été de montrer que dorénavant Châtel-Guyon devait entrer en ligne parmi les eaux minérales employées dans le traitement de la lithiase biliaire, et qu'elle était appelée à y tenir un des premiers rangs. Et cela d'autant mieux que son action sédative lui permet d'intervenir là où d'autres échoueraient, dans le cas où une action excitante serait à craindre, où des coliques hépatiques réitérées auraient déterminé une susceptibilité excessive des organes biliaires.

Gravelle. — Les mêmes considérations peuvent s'appliquer à l'état de susceptibilité des voies urinaires qui se rencontre dans certains cas de gravelle. D'une façon générale, l'eau Gubler est indiquée lorsque les organes urinaires souffrent, car elle ne produit pas cette excitation que l'on a signalée parfois. C'est à ce même titre et surtout grâce à une action modificatrice des muqueuses qu'elle agit dans le catarrhe de la vessie, et par conséquent dans la gravelle phosphatique; mais son action dans la gravelle urique ou oxalique est beaucoup plus complexe. Prenons la gravelle urique comme type.

Essentiellement la gravelle consiste dans une élaboration vicieuse de l'acide urique, qui se fait dans deux conditions : soit qu'il y ait formation exagérée de cet acide, soit qu'il y ait défaut de solubilité (Bouchard). Le but de tout traitement est donc de corriger le trouble de la nutrition qui produit l'un ou l'autre de ces effets.

L'acide urique est un produit de transformation des substances azotées, sa formation est donc sous la dépendance de l'alimentation ou mieux de la nutrition; et c'est ainsi que chez certains individus prédisposés, on voit, au moindre écart de régime, aux moindres contraventions aux lois de l'hygiène générale ou alimentaire, les produits de constitution de la gravelle se former passagèrement, de même qu'on voit les troubles digestifs, la dyspepsie vraie ou fausse, augmenter la formation de l'acide urique.

D'autre part, la concentration des urines, l'augmentation de leur acidité amènent la précipitation de cet acide, par défaut de solubilité, dans un milieu trop acide et trop confiné.

Il faut donc régler l'hygiène du gravelleux, de même

que celle de tous les malades soumis au traitement par les eaux minérales, maintenir l'intégrité des fonctions digestives, rétablir les urines dans leur quantité et leur qualité normales. En un mot, il faut une médication digestive, diurétique, alcaline.

L'eau Gubler répond à ces trois indications. Son action sur les fonctions digestives nous est trop connue pour que nous ayons à l'exposer ici. Son action diurétique est non moins manifeste, et offre ceci de particulier, c'est qu'elle est la première à se manifester, et sans qu'il soit nécessaire pour la produire d'employer une grande quantité d'eau : aux doses où elle est simplement eupeptique elle est déjà franchement diurétique. On conçoit aisément que cette diurèse devient d'autant plus abondante que la quantité d'eau ingérée est plus grande; et dans ces conditions les effets de l'eau minérale se produisent par sa constitution chimique d'une part, par sa propriété de liquide abondant d'autre part, conditions favorables à la transformation des matières azotées en urée, et, par conséquent, empêchant la formation de l'acide urique. Mais cette action diurétique n'a pas seulement pour effet d'empêcher la formation de l'acide urique, elle augmente de plus la solubilité de celui qui est formé et cela en « contractant les vaisseaux des organes abdominaux, et transportant, dans la grande circulation, le sang accumulé dans le système porte, augmentant ainsi la tension artérielle et sollicitant la fonction rénale » (Bouchard), action que la présence du chlorure de magnésium rend d'autant plus sensible dans l'espèce. Enfin, il faut corriger l'excès d'acidité des urines, ce qui peut se faire par l'introduction dans l'économie de substances alcalines. L'eau Gubler n'est-elle pas alcaline?

Elle se trouve donc ainsi dans les conditions imposées pour le traitement complet de la gravelle.

Les différentes fonctions dont nous venons d'analyser les effets dans un certain nombre de maladies nous permettent de supposer que l'on pourrait utiliser l'eau Gubler dans d'autres états morbides. Ainsi, la *goutte* dont les liens de parenté sont si étroits avec la gravelle et dans laquelle elle pourrait agir par un mécanisme analogue à celui qui agit dans la gravelle. L'*obésité*, pour laquelle les fonctions de nutrition doivent être ramenées à l'état normal : les fonctions digestives, en première ligne les fonctions chimiques et principalement celles du foie. En un mot, les divers états que Bouchard a décrits sous le nom de : « Maladies par ralentissement de la Nutrition. »

Les eaux de Châtel-Guyon, du reste, employées à la source ont donné déjà nombre de fois des résultats satisfaisants dans le traitement de ces divers états; mais n'ayant pas d'observations de malades traités à domicile autres que quelques cas de dyspepsie chez des goutteux, nous ne pouvons qu'attirer l'attention des praticiens sur ce point, et solliciter d'eux des expériences cliniques, que l'analyse des propriétés des eaux de Châtel-Guyon, les résultats obtenus par l'usage à domicile de l'eau Gubler, autorisent pleinement.

ANALYSE DES OBSERVATIONS

L'exposé que nous venons de faire des états morbides dans lesquels l'eau de Châtel-Guyon Gubler peut intervenir a pour point de départ l'expérimentation clinique.

Depuis longtemps, les eaux de Châtel-Guyon nous étaient connues, car, appelé fréquemment en Auvergne, à Riom, par nos relations de famille, nous avions toujours entendu vanter les résultats excellents obtenus de leur usage. Depuis que nous pratiquons la médecine hydrologique, nous avons eu plusieurs fois l'occasion d'en conseiller l'emploi à des personnes de nos amis ou de notre famille, et nous avons pu nous rendre compte du bien fondé de cette réputation, il y a peu de temps encore toute locale. Celle-ci, depuis quelques années (1878) et grâce aux efforts d'une administration active et intelligente, s'est considérablement étendue, et s'étendra de plus en plus, car il est peu d'eaux minérales dont l'emploi repose sur des données plus scientifiques.

Ayant ainsi assisté de près à l'évolution de Châtel-

Guyon, poussé par notre profession et nos études vers l'hydrologie générale, nous avons été conduit naturellement à grouper les documents scientifiques relatifs à cette station, et parmi eux nous avons choisi d'abord ceux qui étaient relatifs au transport de l'eau et à son emploi à domicile, qui nous ont, en grande partie, été fournis par la Compagnie d'exploitation. Ceux-ci proviennent d'un grand nombre de médecins qui, depuis plusieurs années, ont expérimenté l'eau Gubler dans le traitement de divers états morbides. Ces observations tirent une grande importance pratique de ce fait qu'elles proviennent non pas d'une seule région, mais de différents pays, non seulement de services hospitaliers, mais de malades appartenant à toutes les classes de la société. En effet, d'après les mœurs, les coutumes, la manière de vivre d'un pays, on observera telle ou telle forme de maladie; ainsi, dans une région, la dyspepsie hépatique dominera; dans une autre, ce sera la pléthore abdominale, et il n'est pas besoin d'ajouter combien cette affection est fréquente dans les pays à bière, tandis que la dyspepsie acide se rencontre plus fréquemment dans le Midi. De même les résultats obtenus n'auront pas la même valeur chez un sujet qui entre dans un service hospitalier, où il trouve des conditions d'hygiène générale, d'alimentation, de repos auxquelles il n'est pas accoutumé, et chez un sujet riche, habitué aux douceurs de la vie. L'eau Gubler a été administrée à des malades se trouvant dans ces conditions diverses, suivant des modes variant avec les cas particuliers, et les résultats obtenus n'ont pas été moins satisfaisants qu'ils l'étaient dans la région même de Châtel-Guyon. C'est là une nouvelle preuve de la conservation de cette eau, qui, du reste, se répand de plus en plus à l'étranger ; et dans son rapport de 1885 sur les importations françaises en Hollande, notre consul à la Haye signalait, comme faisant la concurrence aux eaux allemandes, l'eau de Châtel-Guyon.

Nous avons entre les mains un grand nombre d'attestations de confrères constatant les bons résultats obtenus de l'emploi de l'eau Gubler, dans un certain nombre d'affections, et en premier lieu des affections des voies digestives. Ces documents ont une valeur en ce sens qu'ils affirment l'action de l'eau ; mais ils ne contiennent pas assez de détails pour prendre rang dans une statistique raisonnée. Force nous est donc de nous contenter de les compter à l'appui de notre thèse et de ne retenir que les observations contenant suffisamment de détails pour pouvoir les faire entrer dans telle ou telle catégorie. Dans ces conditions, nous avons pu arriver au chiffre de 313 malades.

Ce qui frappe surtout, quand on fait le groupement de ces diverses observations, c'est la quantité d'affections des voies digestives. La dyspepsie entre pour 202 cas, c'est-à-dire pour les deux tiers, se répartissant entre : fausse dyspepsie, 177, et vraie dyspepsie, 25, ce qui fait qu'au total la fausse dyspepsie entre pour 60 0/0.

Viennent ensuite : les états chloro-anémiques, 34 ; les engorgements du foie, 31 ; la lithiase biliaire, 17 ; la gravelle, 16 ; les congestions et affections des centres nerveux, 13.

Il est intéressant de faire remarquer que ces chiffres sont parfaitement en rapport avec l'action physiologique de l'eau Gubler. En effet, que voyons-nous au premier rang : la pseudo-dyspepsie, 177 cas. Parmi eux, ce qui domine, c'est la dyspepsie gastro-intestinale simple avec constipation dans près des deux tiers des cas, avec ou sans pléthore abdominale ; puis la dyspepsie à forme gastralgique, enfin, des dyspepsies complètes, types, s'accompagnant de troubles cérébraux, insomnies, hallucinations ou vertiges. Les bons résultats obtenus dans ces différents cas sont la conséquence directe de l'action primordiale de l'eau Gubler, laxative et stimulante des voies digestives ; à l'atonie de tout un système, elle a répondu par la stimulation.

Dans les vraies dyspepsies, 25, son action n'est pas moins nette, et en raison du peu de fréquence de la vraie dyspepsie relativement à la fausse dyspepsie, nous considérons que, dans nos 313 cas, ce chiffre de 25 acquiert une importance notable. Là, l'eau Gubler agit surtout par son action chimique bien plus que par son action mécanique, qui, du premier plan où elle était précédemment, passe au second. Mais l'action générale n'en est pas moins suivie d'un bon résultat, en vertu des effets qu'elle produit sur la sécrétion et sur l'excrétion des sucs digestifs, et sur leur utilisation dans le tube digestif, depuis l'estomac jusqu'au gros intestin ; et si l'action chimique se fait surtout sentir, elle est aussi puissamment aidée par l'action dynamique.

Viennent ensuite les états chloro-anémiques au nombre de 34. Nous avons fait avec soin la part des anémies succédant aux dyspepsies, et nous les avons rangées au nombre des dyspepsies. Ici nous ne parlons que des états anémiques ou chloro-anémiques purs, soit chez des jeunes gens, des jeunes filles, soit chez des adultes fatigués, ou dans des convalescences de maladies graves, la fièvre typhoïde par exemple. Dans ces différents cas, succèdent toujours à l'état primitif d'altération globulaire, divers effets médiats ou immédiats parmi lesquels, au premier rang, se trouvent les troubles digestifs. Ceux-ci ont à leur suite la dénutrition. De sorte que le malade qui ne se nourrit pas parce qu'il est anémique, voit son anémie augmenter parce qu'il ne se nourrit pas : un cercle vicieux est ainsi établi qu'il est souvent bien difficile de rompre. Et dans ces 34 observations, l'eau Gubler a été particulièrement active et ses effets ont été durables. Là, évidemment, il faut voir avant tout son action élective sur les voies digestives, à laquelle est venue s'ajouter l'action spéciale du carbonate de fer sur la cause même de la maladie, l'altération globulaire.

Les engorgements hépatiques sont au nombre de 31, se décomposant en : engorgements chroniques d'emblée, 23; engorgements succédant à des maladies aiguës ou infectieuses, 8, dont 4 après des fièvres intermittentes et 4 après des gastro-entérites contractées pendant la campagne du Tonkin. Les résultats ont été remarquables, rapides et durables dans ces derniers cas, et les malades sont rapidement revenus à la santé. Le traitement, beaucoup plus long, a dû être repris plusieurs fois pour les engorgements liés à la pléthore abdominale. Mais on conçoit aisément qu'une affection aussi chronique que celle-là demande un traitement chronique ; aussi, dans plusieurs cas, l'observation porte-t-elle seulement : amélioration ou grande amélioration. En somme, des malades dont les fonctions digestives étaient perverties par cet engorgement, mangeaient et digéraient normalement, ce qui est déjà beaucoup.

La lithiase biliaire entre pour 17 cas dans notre statistique, et la plupart d'entre eux offrent ceci de remarquable, c'est qu'ils se caractérisent par des accès répétés de coliques hépatiques. Une malade, entre autres, qui avait depuis plusieurs années, tous les deux mois, des crises hépatiques, put être considérée comme guérie après une année environ passée sans crise. Il y a là, en quelque sorte, une spécialisation de l'eau Gubler, qui peut être employée avec succès malgré l'état de grande susceptibilité des voies biliaires.

Les affections des voies urinaires entrent pour 16 cas, dont 12 de gravelle urique et 4 de catarrhe avec dépôts phosphatiques. Même remarque à faire que pour la lithiase biliaire : l'action sédative de l'eau Gubler chez les malades atteints de coliques néphrétiques. Nous devons noter aussi la rapide amélioration des catarrhes.

Enfin, viennent les états congestifs des centres nerveux, au nombre de 13, parmi lesquels 4 cas chez des femmes ménopausiques, qui purent, grâce à l'eau Gubler, terminer sans accidents leur période de l'âge critique. Dans les autres cas, l'action révulsive sur le tube intestinal, l'action diurétique se firent surtout sentir chez des gens pléthoriques à poussées congestives. A noter aussi un cas de paraplégie survenu chez une femme dans le cours d'une suppuration phlegmoneuse, qui commença à s'améliorer, puis guérit pendant l'usage de l'eau de Châtel-Guyon.

Tels sont, en résumé, les points les plus saillants des observations que nous avons analysées ; nous devons ajouter que deux fois d'excellents résultats ont été obtenus dans des cas de dyspepsies manifestement goutteuses, et qu'il y a là un encouragement à essayer l'eau Gubler dans le traitement de la goutte ; car, ainsi que nous le disions précédemment, cette eau, méthodiquement employée, est appelée à donner d'excellents résultats dans les états diathésiques ou acquis provenant d'un ralentissement de la nutrition.

CHATEL-GUYON

ET LES EAUX ALLEMANDES

———

Après la guerre de 1870, le professeur Gubler
et Durand-Fardel établirent un parallèle entre les ressources hydrologiques de la France et celles de l'Allemagne, et prouvèrent que la France pouvait parfaitement s'affranchir du tribut de l'Allemagne. Dans cet
affranchissement, Châtel-Guyon entrait pour une large
part, car c'est la station laxative et purgative la plus
importante que nous possédions en France ; mais elle
peut suffire largement aux besoins de cette médication
spéciale.

En Allemagne les eaux similiaires sont Marienbad,
Kissingen (sources froides) et Carlsbad (source chaude).
Dans une étude remarquable présentée en 1876 à la
Société d'hydrologie, le docteur Baraduc a montré que
la station de Châtel-Guyon pouvait lutter facilement
avec ses congénères d'Allemagne, mais il a parlé surtout du traitement à Châtel-Guyon, nous devons dire
ici quelques mots de l'emploi de ces eaux à domicile.

De ces eaux allemandes de Kissingen source

Rakoczy dont l'eau Gubler se rapproche le plus, si bien
que l'on a pu appeler Châtel-Guyon le Kissingen
français : chlorure de sodium, chlorure de magnésium,
carbonate alcalin, carbonate de fer se trouvent dans
l'une et l'autre de ces eaux. Mais, si l'eau Gubler
renferme beaucoup moins de chlorure de sodium, elle
renferme bien plus de chlorure de magnésium (près de
1 gramme) presque cinq fois plus, et ainsi, quoiqu'elle
contienne près de 2 grammes de moins de principes
fixes, elle possède des propriétés physiologiques aussi
énergiques ; de plus, son chlorure de magnésium lui
donne ses propriétés spéciales sur la fibre musculaire
lisse et sur la sécrétion biliaire en particulier, qui
constituent en sa faveur un immense avantage.

L'eau de Kissingen est à 10° l'eau Gubler à 34° ; comme
les eaux froides mises en bouteilles, conservent mieux
leurs propriétés intrisèques que les eaux chaudes, on
pouvait craindre un degré d'infériorité pour l'eau Gubler.
L'expérience a prouvé hautement qu'il n'en était rien,
et que cette eau, mise en bouteilles dans les conditions
énoncées plus haut, conservait aussi longtemps qu'il
était nécessaire ses propriétés physiologiques et thérapeutiques dans toute leur intégrité.

Si, d'autre part, nous prenons l'ensemble des effets
physiologiques de Kissingen, et que nous les compa-
rions à ceux de l'eau Gubler, nous voyons qu'il
n'existe aucune différence : action eupeptique, diurétique à petites doses, action laxative, puis purgative

douce, continue ; action stimulante de tout l'organisme, de tous les phénomènes d'assimilation et de désassimilation qui constituent la nutrition.

Maintenant, si nous passons à l'application thérapeutique, nous trouvons encore les même effets sur les états locaux des voies digestives et sur les états diathésiques. Mais nous voyons un avantage en faveur de Châtel-Guyon Gubler sur Kissingen, en ce sens qu'avec l'eau française méthodiquement employée, on ne produit jamais l'excitation qui est à redouter chez les gens à tendances congestives avec l'eau de Rakoczy.

Cette même considération la fait préférer aussi dans certains cas à Carlsbad qui en même temps est souvent trop perturbatrice, et dont on ne peut pas toujours graduer les effets.

Enfin, elle est aussi laxative que Marienbad, et comme elle a des propriétés reconstituantes, elle peut donc remplir les mêmes indications.

Et pour terminer ce court parallèle nous disons que la source Gubler peut se comparer avec les eaux allemandes, et doit, dans certains cas, leur être préférée, parce qu'elle produit les mêmes effets laxatifs prolongés. altérants mais reconstituants en même temps, sans jamais entraîner d'excitation.

TABLE DES MATIÈRES

DEUXIÈME PARTIE

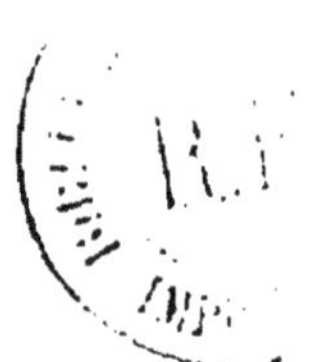